新世纪全国中医药高职高专规划教材

美容业管理与营销

（供美容专业用）

主 编　王海棠（西安海棠职业学院）

U0346532

中国中医药出版社

·北　京·

图书在版编目（CIP）数据

美容业管理与营销/王海棠主编．—北京：中国中医
药出版社，2005.10（2021.7 重印）
新世纪全国中医药高职高专规划教材
ISBN 978 - 7 - 80156 - 877 - 9

Ⅰ. 美…　Ⅱ. 王…　Ⅲ. 美容 - 服务业 - 企业管理
- 高等学校：技术学校 - 教材　Ⅳ. F719.9

中国版本图书馆 CIP 数据核字（2005）第 084828 号

中 国 中 医 药 出 版 社 出 版
北京经济技术开发区科创十三街 31 号院二区 8 号楼
邮政编码：100176
传真：64405721
山东百润本色印刷有限公司印刷
各地新华书店经销
*
开本　787×1092　1/16　印张　9　字数　169　千字
2005 年 10 月第 1 版　2021 年 7 月第 8 次印刷
书　号　ISBN 978 - 7 - 80156 - 877 - 9
*
定价：27.00 元
网址　WWW. CPTCM. COM

新世纪全国中医药高职高专规划教材

《美容业管理与营销》编委会

主　编　王海棠

编　者　冯居秦　徐晓东　常海沧　王　卓

　　　　王贵贤　董丽娟　田　洁　王建军

前　言

美是人类一直追求的生活目标之一，美容则是人类追求美的主要形式。对美的追求甚至不分性别、不分年龄，爱美之心人皆有之。改革开放以来，人民的物质生活水平不断提高，因此也给美容业的迅猛发展带来天赐良机。只要我们稍加留意就可以发现，美容这一行业在我们的生活中已经无处不在。

美容业的兴旺必然需要大量的美容专业人才，这样也相应地带动了美容教育产业的兴起与兴旺。

20世纪80年代，随着一家家美容店的相继开业，各类美容美发学校应运而生。当初这些办学单位其学习形式多为业余，学习时间多为短期，办学层次多为初级，教学内容多以讲授美容美发基本知识和基本技能为主。进入20世纪90年代，一批办得较好的美容学校开始向中等美容教育层次迈进，其办学规模、办学条件、教学质量等方面明显得到改善和提高。20世纪90年代后期，中医美容教育开始萌芽。21世纪初已渐进入高潮。

我国美容业的现状如下：

据《中国美容业就业暨行业调查报告》称：目前我国有美容机构154.2万家，从业人员1120万人，人均营业收入2.14万元，2001年创利税达140亿元。应该说美容业已形成一个集医疗美容，保健美容，专业美容，造型设计，美容教育，产品研发、生产、销售为一体的综合性的产业，是现代新型的第三产业。日前该行业正处在市场发展较快的增长期，既是一个充满竞争的成长型产业，又是一个朝阳产业。

随着美容业的快速发展，美容教育则显得明显滞后。特别是高等美容教育已远远不能适应本行业发展对高级人才的需求。目前在美容行业具有较高理论水平和较高操作技能的人才十分紧缺。美容高级人才的短缺直接制约着美容行业的发展，影响着社会公众对美容行业的依赖与认可。可以说，美容业发展至今又到了一个关键的转折点，即从数量向质量转变，从一般美容向专业美容转变，从西医美容向中医美容转变。这就迫切需要高等美容教育专业的发展，需要大批既懂美容理论，也会实践操作，又善经营管理型人才的涌现。

美容业的管理与营销水平直接关系到产业发展是否健康、有序，有鉴于此，我们组织编写了《美容业管理与营销》这本教材。全书分为十大部分：绪论，现代美容企业的经营战略步骤，现代美容企业的管理，现代美容企业的市场营销，现代美容企业的服务礼仪和职业道德，美容店的筹建事宜，美容企业的财务管理，美容企业的投诉管理，美容企业管理与营销的其他技巧，以及附录。其中所附的《美容美发行业分等定级规定》为王海棠教授起草，由陕西省质量技术监督局颁发执行，供同行参考。

本书的出版将对培养复合型美容高级人才、管理型人才奠定坚实的理论基础，也将有力地促进美容产业的快速有序发展。

目 录

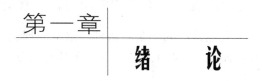

第一章
绪 论

第一节 现代美容企业概论

一、美容企业的概念

企业是指从事生产、流通、服务等经济活动，为满足社会需求，进行自主经营，实行独立核算并获取利润，具有法人资格的基本经济单位。企业是一种独立的经济组织，它是社会化大生产的产物，是适应社会经济发展的需要而产生和发展起来的。美容企业是为广大人民群众美容消费服务的经济组织，是我国社会主义市场经济的重要组成部分。因此，办好美容企业对于繁荣社会主义国民经济、活跃市场、美化人民生活、创建精神文明具有举足轻重的作用。在国民经济中专门从事美容商品销售和服务，提供各项服务项目和设备，以及直接为消费者服务的企业，叫做美容企业。

美容企业作为独立的经济组织，必须同时具备以下五个条件：

（一）独立经营

美容企业作为一个独立的经济实体，必须具有经营上的独立性和自主地进行经营活动的权利。企业只有具备经营上的独立性和自主地进行经营，根据市场变化情况选择灵活多样的经营方式，进行自我改造和自我发展，在国家政策允许的范围内确定本企业经营范围和服务价格（报物价局备案），才能发挥经济实体的作用，增强市场竞争能力，更好地为消费者服务。

（二）具有完整的组织

美容企业是一个社会的经济组织。美容企业的建立和存在都必须有一个符合本企业情况的完整的有效组织机构，经过科学合理的分工与密切的协作劳动，从而保证企业经营活动协调、连续、正常地进行，创造出新的更大的经营能力。

（三）拥有一定的生产资料、资金和劳动力，并有支配和使用权

这是美容企业作为独立经营活动的必要条件，也是实现企业独立经营的物质保证。一个独立的企业只有拥有一定的生产资料、资金和劳动力，才算得上一个独立经营企业。

（四）独立核算、自负盈亏

盈利是区别企业和非企业的重要标志之一。美容企业作为一个独立经营的经济实体，在经营过程中必须对耗费的人力劳动和物化劳动进行合理地计算和严格地控制，对投入和生产出的效果要有充分的分析研究，要对自己的经营成果负责任，以收入抵补支出，取得最佳的经济效益。

（五）有法人地位

有法人地位是指国家在法律上承认该企业在经营上的独立性，并保护企业的正当权利和经济利益，同时要求企业对自身经济活动的正当性和后果负责。美容企业必须向工商行政管理机关申请登记，并经该机关以及卫生防疫、消防、税务等部门审查批准，才能取得行业经营执照，成为合法的经济组织。法人地位的确立是企业独立经营和独立核算必不可少的条件。

以上五个条件是美容企业必须具备的条件，是衡量一个独立经营的、完整意义的美容企业的标准。凡不同时具备这五个条件的美容企业都不是完整的美容企业。

二、美容企业的基本特征

（一）技术、技艺性

美容是为消费者提供高超技术和优良服务的行业。除了劳动过程中需要一定的工具设备外，主要以手工操作完成全过程。美容操作是一种技术，也是一门艺术，这是区别于其他服务行业的一个重要标志。护肤美容是以具有手工按摩技巧的手法护理皮肤；化妆美容是应用化妆品的不同色彩来修饰脸部，突出脸部的优点，掩饰脸部的不足之处，同样具有很高的技艺。随着社会的发展，人们审美观不断提高，要求美容行业技艺精益求精，并能不断推陈出新，增加服务项目，及时跟上时代步伐并与国际接轨。

（二）知识综合性

随着时代的发展，从20世纪80年代开始新增加皮肤护理、化妆、文刺等服务项目，现在已发展成与皮肤科学、化妆品学、色彩学、美学、营养学相结合的，集发型设计、脸部化妆、服饰设计于一体的整体造型，为美化生活、促进健康服务的新的美容体系。

（三）服务直接性

美容是直接同步地为消费者提供产品和服务。它不同于商品生产企业，商品生产企业的产品生产、销售不在同一时间、同一地点进行，生产者和消费者不直接接触，而是经过流通过程将商品提供给消费者。美容为消费者提供产品是在同一时间、同一地点服务过程中完成的。生产者也是服务者，与消费者面对面直接接触，因此对服务人员的形象、举止、言谈和服务态度、服务技艺水平以及人员素质提高等方面提出了更高更直接的要求。

（四）网点分散性

美容企业必须面向整个社会，以方便群众、满足群众美容方面的需要为目的，这就决定了它应具有分散性特点。美容又关系到人民群众的生活和切身利益。为了满足人民群众的生理与心理需求，无论在城市和农村，在闹市区还是新开辟的新村小区，都需要有不同层次的美容企业网点分布，这样才能更好地为广大人民群众服务。

三、美容企业的作用

美容企业是国民经济的重要组成部分，它与其他服务性企业一起在国民经济中起着举足轻重的作用。办好美容企业是社会精神文明的需要。同时美容企业要满足广大消费者对自身形象不断完美的需要，担负着引导消费、促进生产、繁荣经济、活跃市场的重任。

（一）搞活市场，提高人民生活质量

党的十一届三中全会后随着生产力的发展、人民收入的增加和国家对外逐步开放，人们的生活观念、生活方式在发生变化，对自己外表形象越来越重视，已认识到自身外表整洁美是礼仪的需要。对个人讲体现了一个人的思想境界、文化修养、交际能力；也反映了一个社会和地区的生活习俗。美容行业以满足人们丰富多样的心理需求，提高人们生活质量为宗旨，千方百计地以优质技艺、优良服务满足人们复杂的个性化消费要求，提高国民的生活质量。

（二）创造就业机会，提高就业率

在现代社会里，美容企业属于小型企业。而小型企业的繁荣兴旺是发达国家的共同特征。20 世纪 80 年代，美国新出现的 2200 种就业岗位中，有 90% 是由员工在 50 人以内的小企业提供的。当前我国美容企业像雨后春笋般崛起，为待业转岗人员提供了大量的就业岗位。据某职业信息中心统计，上海市培训市场专业排行榜中美容专业排第七位，有 7 个机构同时招收美容专业。某美容学校 9 年以来已培训全国各地学员 3 万人，可见美容在市场需求中的地位。如今人们的生活水平提高，社交频繁，一个美好的形象可以为自己的事业发展带来许多意想不到的机会。

近年来，小型企业发展较快，对繁荣经济作出了一定的贡献，随着《个人独资企业法》的颁布，小企业的数量及规模将进一步扩大，以满足经济转型时期对扩大就业的需求。因此美容行业前景是灿烂的。

（三）有利于促进国际交往

近几年来，日本、新加坡、泰国等亚太地区国家多次进行美容大赛，通过大赛增进各国选手的友谊，交流了美容技艺。在大赛上我国选手屡屡获奖，说明我国美容的内容和技艺向国际化水平靠拢。

四、美容企业的分类

美容企业大致可分为以下几类：

（一）按所有制划分

1. 全民所有制美容企业　其生产资料归国家代表的全民所有。

2. 集体所有制美容企业　由劳动群众集体占有生产资料，共同参与分配的一种公有制经济。

3. 私营美容企业　是个人投资，雇佣劳动力从事经营的企业，是社会主义市场经济的重要组成部分。

4. 合资美容企业　由 2 个或 2 个以上的投资者合资经营的企业，包括全民与全民合资、集体和集体合资，以及跨行业跨地区的合资等。

5. 外国独资美容企业　是外国投资者在我国境内开设的美容企业。

6. 股份制美容企业　是以入股的方式把分散的属于不同人（自然人、法人）所有的资产集中起来，统一使用，共负盈亏，共担风险，年终按股份分红的企业。

（二）按规模大小划分

1. **小型美容企业** 在职人员 3～10 人，座位和床位 3 个以上，提供一般的美容服务。

2. **中型美容企业** 在职人员 20 个左右，座位和床位 10 个以上，服务项目较全，设施也较为先进，提供中等层次的美容服务。

3. **大型美容企业** 在职人员至少 40 个以上，座位和床位 25 个以上，服务项目较全，设施先进，提供高层次的美容服务。

（三）按等级分类的美容企业

只有原饮食服务公司所属美容企业才拥有按五等十级分类。这种分类按企业的技术力量（包括服务项目）、占地面积的大小、设施设备的先进性、在职人员的多少来确定。

（四）按经营范围和服务项目来划分

可分为专业经营企业、综合经营企业、连锁经营企业等。

专业经营是指经营某一类有特定需要的服务项目。有专营美容服务、专营瘦身服务及专营造型艺术服务等。专业经营企业由于服务项目专一，因此应配置较强的技术力量，对服务项目"精耕细作"，以提高服务质量。

综合经营企业经营的品种齐全，规模较大，技术力量雄厚，社会上有一定的信誉。它们往往有美容服务，还经营其他专业如换肤、瘦身等多种特色服务，能满足消费者多方面的消费需要。

连锁经营是一种新的商业组织形式，美容企业中也出现了这种经营规模化、组织管理现代化的有效经营形式。

连锁经营的类型主要有：

1. **直营连锁（正规经营）**

各连锁店为单一资本所有，实行高度统一经营，总部对各成员店拥有完全所有权和经营权，实行人、财、物、技术服务、服务用品统一管理。

2. **自由连锁（自愿连锁、自发性连锁）**

是各成员企业在保留单一资本所有权基础上的联合经营。

3. **特许连锁**

是指连锁公司与加盟店具有契约关系，由总部提供某项商业特权（指定某一化妆、护肤用品，指定某一套服务技法、经营技术等）供加盟店使用，并事先进行技术指导培训。

4. 复合连锁

是一个连锁公司包含直营连锁、自由连锁、特许连锁三个类型中的任何2个以上形式的复合经营类型。

美容的连锁经营企业有统一经营管理的标识（店员、员工服饰、外部装修、标牌色彩等），统一采购物料用品，统一规范服务制度，统一员工培训和人事管理。

连锁经营在扩大经营规模的同时，使经营范围内管理规范化、标准化，提高经营效率，创出品牌，有利于企业在市场上取得较强的竞争力，是美容企业管理现代化必由之路。

第二节　美容企业的任务

一、美容企业的契机

党的十一届三中全会以来，在邓小平理论的指导下，我们党开辟了建设有中国特色社会主义的道路。随着经济的发展，人民生活水平的提高，人们比较愿意在美容上花钱，认识到一个人的外表整洁美是代表了社会进步，是人与人交往中一种互相尊重的表示。一个人外表美也体现了自身思想境界、文化修养、交际能力，是一种礼仪需要，社会需要。20世纪90年代美容事业蓬勃发展就是最好的证明。

随着改革开放的不断深入，党的十五届四中全会通过的《中共中央关于国有企业改革的发展若干重大问题的决定》，要求放开搞活国有中小企业，确定非公有制经济也是社会主义市场经济的重要组成部分。它以市场为导向，建立适应小企业生存、发展、更替的机制，形成社会主义的金融支持和服务体系，减轻小企业负担，规范市场秩序，营造一个既有公平竞争又有指导帮助的环境，对美容行业的发展带来了福音。

在美容行业中有的是传统的服务项目，有的是完全新颖的服务项目。就新颖的服务项目而言，由于人们富裕程度的提高，闲暇时间的增加，节假日的增多，对已拥有或正在拥有的新型服务有强劲的需求。美容行业还有很大的发展潜力，还会得到相当的发展，还能吸纳更多富余劳动力。

二、美容企业的任务

美容企业的任务反映了企业的经营方向，决定了企业经营活动的内容。一般来说，美容企业的任务有以下几个方面：

（一）正确贯彻执行党和国家的方针政策，树立正确的市场观念

为了保证美容企业沿着社会主义方向发展，美容企业在经营过程中必须认真贯策执行党和国家的路线方针政策，树立正确的市场观念，打击经营过程中的犯罪活动，对某些经营过程中的歪风邪气要及时纠正。

市场是复杂多变的，企业必须研究把握市场变化发展的规律，不断调整企业经营方式，在市场竞争中求发展。企业要有"顾客第一、质量第一、信誉第一"的思想，以优良的服务、优质的产品去赢得市场。我们的市场行为必须讲究社会声誉。企业在各项经营活动中要积极创立深受群众欢迎、有时代意义的新形象。在经营中凡有损企业声誉，违背党的方针政策的事，即使有利可得也决不能做；凡有利于提高企业的声誉，即使暂时无利可图，也应积极认真做好。

（二）指导消费，搞好经营，满足市场的需要

面对不断变化的市场，美容企业首先要积极地开展市场调查和研究，及时广泛地收集国内外的新技术、新知识，跟上时代步伐，健康正确地引导消费。同时，我们要不断地开辟和扩大市场，以满足不同层次的消费需求。我们的经营方针应该是"面向人民大众，分级化类经营，提倡两个文明，适应多种需要"。根据美容企业各自的技术力量、设备条件、服务水平和主要接待对象，确定经营品种项目和质量标准，制定合理的价格标准。

（三）讲究经济效益，提高服务质量，使企业充满生机与活力

美容企业为消费者提供产品就在服务过程中完成，在经营活动中集中表现为企业的服务质量。优良的服务质量包括顾客至上的服务宗旨，高超的手艺，过硬的设备，优美温馨的环境，宾至如归的服务氛围。随着经济的发展，社会的消费需求无论在内容还是层次方面都不断地向着更新更高的趋势发展。对服务技术、服务方式、服务手段等方面的要求也不断提高，美容企业应在技术、服务两个基本内容上处处保持与消费需求的一致性。

美容企业必须不断地提高企业管理水平，以提高经济效益为中心，坚持为消费者服务，提高企业的经营能力，保持企业经营活动的高效化，才能创造出企业的最佳效益。只有具备"自主经营、自负盈亏、自我积累、自我改造、自我约束、自我发展"能力的企业，才能不断促进自身的创新和发展，使企业充满生机和活力，为国民经济的发展做出更多更大的贡献。

（四）逐步实现企业管理现代化

美容企业成功的经验证明，经营靠能力，管理出效益。企业管理包括管理组织、管理方法、管理思想的现代化。

管理组织的现代化是指采用的科学的组织方法，具有当代科学的管理体制和组织结构。管理方法的现代化是指在管理工作中以科学的理论为指导所采用的一套高效率的管理方法。管理思想的现代化是指能使用当代先进的物质技术设备，运用最新技术进行管理，如运用电子计算机技术建立信息管理、营销管理系统等。要实现美容管理的现代化，必须根据本企业实际情况和特点，因地制宜，逐步实施。

第三节　美容企业的素质

一、美容企业素质的概念

素质是物质的本质，它反映事物的整体特征或能力。美容企业的素质是指影响企业发展的各种内在要素和经营管理素质等方面，而其中最重要的是人员素质。人员指经营管理人员及员工，而经营管理人员素质尤为重要。

企业素质的高低取决于构成企业的各种因素的素质及其有机结合而产生的综合能力。综合经营能力指企业经营决策能力、应变能力、竞争能力、自我发展和盈利能力等。

（一）经营决策能力

企业的经营决策主要是领导层根据国家的方针政策，根据本企业自身的情况和外部地理环境、社会需要等条件的变化，通过市场调查进行研究、预测。准确的决策体现了领导的经营决策水平，正确的决策体现了领导层的经营能力。随着社会经济生活的节奏不断加快，市场需求复杂多变，作为企业的领导对市场、对企业信息要及时掌握，对本企业的定位要正确。定位正确与否直接关系到企业的兴衰成败。

（二）应变能力

在社会主义市场经济体制下，消费者对美容美发的要求往往随着季节的变换而更替，随着社会的发展而变化。社会进步的步伐越来越快，社会环境的变化越来越大，消费者对企业所开设的服务项目紧跟时代潮流的呼声也越来越高，这就要求企业领导者随时掌握国内外市场信息，正确预见未来环境变化趋势，并及时果断作出相应的决策，抓住市场机遇，增强自身的应变能力，对经营目标和计划作出适时的自我调整，使企业在复杂多变的环境中始终处于积极有利的地位。

（三）竞争能力

竞争能力对每一个企业来说都意味着优胜劣汰，而每一个企业都要面对众多的竞争对手，美容企业也不例外。企业在正确定位后，在服务方式和服务项目上树立自我特色，力争做到与众不同、人无我有，方便消费者，满足消费要求，塑造企业生生不息的活力。企业要敢于竞争、善于竞争，才能在竞争中使企业得到发展。

（四）自我发展力

企业的自我发展力是衡量企业素质的一个重要的综合标志。企业发展是建立在企业生存的基础上，先有生存，再有发展。企业的生存在于企业在经营过程中能否把握正确的经营目标和制定正确的经营策略，企业发展还取决于企业自身的经济效益和自我积累能力。

企业自我发展还必须善于经营，在经营过程中不断扩大经营范围，持续创新，增强盈利能力，创造更多的积累是自我发展的唯一前提条件。

二、提高企业素质的途径

随着改革开放和社会主义市场经济的发展，企业要生存、要发展，这对于提高企业素质提出了更高、更迫切的要求。企业素质的内容主要包括人员素质、物质技术设备素质和经营管理素质等方面，其中最主要的是企业人员的素质。

（一）企业人员的素质

企业人员分为管理人员和一般员工。成功的企业应有一位懂经营、会管理、德才兼备的好领导，他被社会承认，深得员工的拥护、爱戴和尊重。让管理者所赏识的员工应该是一个有觉悟、有文化知识、有创新精神、能吃苦耐劳、守纪律的人，他应被同仁所尊敬、爱护，受消费者欢迎。

1. 管理者的素质要求

（1）思想品德素质

自觉接受党的领导，拥护社会主义，严格遵守国家的法纪法规。

能正确地认识自我，无论何时何地应能把握自己的行为和影响力，应对信息反馈灵敏，以不断修正自己的领导行为。要有较好的人际关系和较强的社交能力，言行必须符合规范并能克服不良行为。

要有强烈的事业心和工作责任感，要有适度挫折容忍力，遇事冷静沉着，具有坚韧的意志品格。

善于学习，善于创新，敢于接受新鲜事物、新观念，具有超前意识，敢于走前人没走过的路。

具备客观民主作风，了解下属的情绪和困难，尊重下属的人格和才能，善于接纳合理化建议，办事公道，襟怀坦荡。

（2）知识素质

要钻研社会主义的市场经济理论，熟悉经济管理的基本理论和知识，如消费心理学、管理心理学、市场销售学、公共关系学等。懂得与企业管理相关学科的基本知识，如经济法、会计知识、美学、化妆品学、皮肤科学、医学等。

（3）能力素质

①组织指挥能力：作为企业管理者的核心，应该有一定的号召力，以组织整体目标为依据，按照企业目标、任务，按员工能力大小，建立合理的组织结构，明确每个人的职责范围、相应权利。能自上而下统一发出指令，能有效地调度、引导，推动下级工作。

②应变竞争能力：时代在前进，社会在发展，作为一个管理者必须掌握市场信息，不断思考改进，正确预见未来环境变化趋势，及时对经营目标和计划作出相应的决策，自我调整，发挥优势，敢于、善于竞争，才能在竞争中使企业得到生存，得到发展。

2. 员工的素质要求

自觉拥护党的领导，遵守政府法令法规，遵守企业的各项规章制度。热爱本职工作，对工作有责任感，对技术精益求精，树立"顾客第一"的思想观念。

（1）知识素质

掌握业务技术知识，如美容专业知识、设备和工具的简单维修知识、色彩知识、素描知识、消费心理知识等相关知识。

（2）能力素质

①基本能力：技术人员必须技术能力达标后方可上岗，须熟悉服务程序，按服务规范标准办事，有接待顾客的能力和业务操作能力。

②咨询能力：应具备高层次专业性技术及综合设计能力，具有一定的人际交往能力。能对不同年龄、职业、爱好及不同环境需要的顾客所提出的要求作咨询指导。

（二）物资技术设备素质

物资技术设备素质使指企业的经营场所、经营设备、工具等各种物质技术手段的现代化程度和完好程度，物资设备是确保服务质量的重要素质。企业要开展正常的经营活动，必须具备充足、适合的物资设备。物资设备指美容设备，如护肤设备（离子喷雾器）等，这些设备是经营活动赖以生存的物质基础，是企业经营能力的重要标志。

经营物资设备应根据经营规模大小、经营种类、经营范围来确定，要根据服务消费层次来确定物资设备档次。

一般来说，大型企业经营品种多，经营范围广，物资设备层次要求高。对中小型企业则根据自己的经营品种、经营范围及经营服务价格有选择地确定物资设备，有计划地更新和改造陈旧、落后的技术设备。如果盲目购进高档次现代化设备，与经营环境条件不符，会直接影响企业劳动效率和经济效益。

（三）经营管理素质

随着科学技术的发展，企业经营管理的重要性越来越突出。有人把先进技术与科学管理比喻为车子的两轮，离开了科学的管理，内部条件的一切优势就不能发挥出来。也有人把管理、科学和技术称之为现代文明的"三鼎足"。认为搞好企业在于"三分技术、七分管理"。可见企业管理在当代社会经济生活的重要地位。

经营管理素质的高低取决于掌握科学经营思想、经营方式、管理制度、管理方法、管理组织等，这些工作做好了，才能使人员的技术要素能更好地发挥作用，更能适应社会经济的发展。

总之，以上几个方面的因素是提高美容企业发展素质的主要方面，这几个方面的因素是相互联系、相互渗透的。提高企业素质应该是一个全方面的综合性因素。

三、美容企业的形象

（一）美容企业形象的概念

企业形象是社会公众对企业及其行为所产生的各种感知印象、感情和认识的综合体现。

美容企业形象也是社会对企业市场行为的总体印象。它是指美容企业与其他企业发生各种联系以及与消费者发生各种联系的企业行为在人们脑海中经过长期观察、认识、了解后形成的综合印象，是优是劣关键是由企业的整体要素决定的。

（二）美容企业形象的构成要素

形象是整体要素的反映，主要表现在美容企业硬件与软件两方面。从以下几个主要方面来说明。

1. 企业宗旨

美容企业的经营方针表明它对待内外社会公众的态度，是企业发展宗旨的具体化和行为的规范，也是企业精神的一种具体体现。企业精神是企业形象的精髓，企业精神是企业生存、发展、奋斗的全部价值观念的体现。它可以用文字形式的企业目标来表现，如"顾客第一，信誉第一"。如果将经营方针、企业精神落到实处，就容易在公众心目中建立起信誉，否则将付出沉重的代价。

2. 地理环境

在为企业选址时应该考虑企业的地理环境，我们所称的地理有"人文地理"和"环境地理"，前者指周边居民的文化层次，收入及消费水平的高低。后者指交通、人流、居住密度。这些环境俗称市口，高档大型的企业无疑应选址于居住人群文化层次高、收入高、交通方便、人流密度高的地方，但是在其他地方也应配置一些与其相适应的中低档美容企业，以适应不同人群的消费需求。

美容企业面向广大群众，在选址时既要结合企业面对的消费层次，也要结合企业的投入资金、技术力量等来考虑。原则上应该选择繁华、热闹的地段，也可选择成熟大型的住宅区中心地段，客流量较大；同时要方便顾客记忆，如某路与某路交界路口或周围有某一社会上较有名望的店名、商店或易记部位，周围环境要幽雅、整洁，交通要方便。高档的美容企业周围最好有充足停车位。作为门面，首先企业的店名招牌要引人注目，可选用个性化的艺术字体与普通字体组合，突出招牌上店名的名称，让人容易记住的同时使招牌色彩衬托店名的色彩，色彩运用上既能突出主题又新型艺术化，使门面增辉，加深消费者的印象。橱窗布置应注意风格既明朗又热烈，能诱发消费者的消费欲望。

3. 经营场所的装潢

美容企业是为消费者创造美的地方，因此首先应确定企业门面装潢和内部布置的基本格局。作为美容活动的经营空间在装潢上应以便利为中心，各项器材的设施要安排合理，员工的工作场地要便于工作施展，接待消费者的场所要宽敞舒适。

其次，在基本格局确定后应考虑的是内部环境布置。顾客进门后首先看到的是内部环境，店堂内布置要抓住消费者的心理。一个有现代感的、富有魅力的、有个性的、色彩鲜明的、有高格调文化风味的环境对顾客的美容消费意愿有很大的影响。而企业所选择的各种环境布置是依据企业地理位置，为满足迎合某一层次经营目标、对象而设计的。优美醒目的外部装饰布置能从外观上吸引顾客们的兴趣，优美温馨的内部装饰和器材设施也能令顾客产生依赖感，使顾客在幽雅的环境中享受居家一样的温馨，心情舒畅。企业内部装饰忌过分豪华，它会使不少人望而却步。

最后，要使企业内部布置达到美的境界，使其有独特的风格，可再加上丰富有趣的想像，表现出企业的风格。如在不同季节或节日精心策划一些主题让顾客有新鲜感、新奇感，以进一步树立企业形象。也可以改变一下花卉原来布置的位置或窗帘的颜色、员工的服饰，或放置一些装饰物（如布娃娃、小动物造型）。微小的改变或点缀能活跃气氛，使人感到充满生机和活力。

4. 卫生状况

美容企业是为大众服务的一个企业，服务人员的双手直接接触顾客头、脸等体表部位。随着人们生活水平的不断提高，对美容企业的卫生状况要求越来越高。第一，要求墙面、地面每个角落都干净，环境布置舒适，一切用具和物品安放整齐。如果让消费者看到某企业热水器上沾满黑垢，椅子底座上沾满了头发，很容易让消费者敬而远之。第二，服务人员要认真学习卫生知识，并认真搞好卫生工作，这样才能提高企业整体卫生水平。服务人员个人衣着必须干净整洁，头发梳理整齐，某些服务项目不准留指甲，修面时必须戴口罩。如果服务人员本身衣着破坏整体形象，让人看着不舒服，那么不管你服务态度有多好也会影响消费者对你的信任。第三，注意工具用品的消毒卫生，有的消费者上美容院不洗头、不剃鬓角，单理发，化妆自备化妆用具和用品，可见消费者对美容企业的卫生是非常在乎的。搞好卫生工作对树立企业形象很重要。

卫生防疫部门对美容企业经营性卫生要求有明确规定：毛巾做到一客一换消毒，面巾每次用后用蒸汽消毒5分钟或煮沸3分钟，或用1：1000过氧乙酸浸泡消毒。美容企业必须严格遵循卫生防疫站的要求，让消费者放心、满意。

5. 服务质量

美容是直接为消费者提供产品和服务的。消费者是抱着"美化"的梦想来美容的，心里有一种愿望，就是想让自己通过美容显得更年轻、漂亮、精神。而美容员工通过周全的服务程序，质价合理的用品，并给以技能、技艺方面的高效优质服务，使消费者得到具体的、有形的收获，感到质价相符的服务是满意的，以后才会经常光顾。如果技能、技艺上服务质量不理想，质价不合理，消费者会感到遗憾。

美容为消费者提供产品和服务的过程是直接的、面对面的。除了技能、技艺方面服务，还要根据消费者多种多样的不同心理给予不同的心理服务。如对有时间限制的消费者和对于不赶时间的消费者由于时间观察的不同，其接待方式也要有所不同。在服务过程中应将消费者放在首位，对消费者的服务方法不能千篇一律，要因人而异，善于观察，对待不同个性的消费者要适合其个性，要善解人意。有时要当个好听众，让消费者在轻松安静的气氛中诉说自己的忧伤与痛苦、成功与喜悦，给予消费者抚慰式或祝贺式的关照语言，使消费者得到心理满足。

在服务过程中，要求服务者具有更多的人情味。微笑是人际关系的润滑剂，微笑服务能使被服务者感到和蔼可亲，使人的心理产生轻松愉悦感，有宾至如归的感觉。消费者在评价某美容企业时，往往将服务质量是否满意放在首位。因此，我们要求美容服务者不仅要有一手好技艺还要求服务者具有良好的个人修养、能力、气质、性格以及崇高的敬业精神和健康的心理素质。这样才能使服务质量更上一层楼。

以上五个方面是企业形象的基本构成要素。企业的形象要素是一个有机联系的系统，不是由一两个因素所决定的，每一个要素都对企业的形象产生影响。要树立一个良好的企业形象，必须使这个形象系统中每一个要素都闪闪发光。其中任何一个要素的破坏都可能损害企业的整体形象。

（三）美容企业形象的作用

企业形象是一种无形资源。在市场竞争日趋激烈的形势下，建立完美的企业形象，深入社会，引起同行业同仁的重视，引起消费者强烈愿望是企业发展的一个重要投资。这种无形资源对企业的生存及发展起着一个不可估量的作用。所以重视和追求完美的企业形象应放在经营管理的重要地位上。

企业服务质量、卫生情况、地理环境等所形成的形象经常作用于消费者和用户的感觉器官，产生感觉和知觉，转化为印象。印象具有记忆作用，可以储存于头脑很长时间。好的印象使先前消费者成为企业的老顾客，并会成为义务宣传者，带来新的消费者。周而复始，像滚雪球般使新、老消费者队伍不断壮大。企业的知名度也渐渐深到广大消费层。企业在市场上的竞争能力强了，企业经济效益自然也就上去了，这对企业内部也起着激励、凝聚作用。

复习思考题

1. 什么是美容企业？它必须同时具备哪些基本条件？
2. 美容企业有哪些基本特征？
3. 美容企业有哪些类型？
4. 简述美容企业在国民经济中的地位和作用？
5. 美容企业管理的任务是什么？
6. 企业素质的概念和构成内容是什么？
7. 企业综合经营能力的标志有哪些？
8. 提高企业素质的途径是什么？
9. 作为美容企业人员应具备哪些素质？

第二章

现代美容企业的
经营战略步骤

　　一些管理专家认为，在现代市场经济中，企业经营成败的关键是预测未来市场需求，搞好服务市场预测的关键是服务市场信息的收集和利用，服务市场信息收集的关键是服务市场调查活动的开展。

　　在美容企业的经营活动中，市场调查、市场预测、经营决策、经营计划是密切联系的。通过市场环境、市场状况和企业过去经营情况的调查，为市场预测提供信息依据；通过市场预测，依靠科学的推测，为经营决策提供了信息依据；通过经营计划，对经营决策方案进行具体安排和布置，保证决策方案的贯彻实施。在以上四者中，经营决策是中心，市场调查和预测是为经营决策服务的，而经营计划又是经营决策的具体化。

第一节　市　场　调　查

一、市场调查的作用

　　市场调查是指运用科学的方法对与企业经营管理活动有关的信息资料进行收集、整理、分析和研究的过程。美容企业市场调查的目的是为了给市场预测和经营决策提供科学依据。在市场竞争日趋激烈的情况下，企业如果不掌握市场发展的动态，企业的经营活动就会处于盲目状态，导致经营决策的失误，影响企业的发展。因此，市场调查对于美容企业经营管理有着十分重要的作用。

（一）有利于提供符合消费者需求的服务

　　社会主义生产的目的是最大限度地满足人民不断增长的物质文化生活的需要。而市场是反映人民群众需要的一面镜子。随着生产力的发展，随着人民群众收入的增加，人民群众的美容需要在层次、品种上变得愈来愈复杂，市场上可供消费的化妆品、美容品种越来越丰富多彩。服务和消费需要这两个方面的发展变化都越来越快。在这种形式下美容企业只有依靠市场调查才能更好地了解和掌握市场供需状况，尽可能为消费者提供更多更好的品种。

（二）使企业的经营决策和经营计划制定得更切合实际

市场调查是企业制定经营决策和经营计划的基础。只有经过详细的市场调查，掌握大量信息资料，企业的经营决策和经营计划才能切实可靠，使企业因决策失误而产生的风险降低到最小限度。

（三）促进企业提高竞争力

从某种意义上讲，美容企业的竞争能力的高低主要取决于企业适应市场变化的应变能力。而要适应市场变化并在竞争中获胜的前提是了解市场动态，掌握竞争对手状况，要做到这一点就必须开展市场调查活动。

（四）在决策和计划实施过程中起"矫正"作用

美容企业在决策和经营计划执行过程中，通过市场调查取得信息资料，可以检验企业的决策和经营计划是否可行，知道哪些方面还有问题，或者外部环境有什么新变化，从而根据实际情况对决策和计划进行修改、补充和完善。

二、市场调查的内容

市场调查是为市场预测和经营决策服务的。因此，美容企业市场调查的内容取决于市场预测的目的和经营决策的需要。一般包括消费者调查、竞争者调查、地理条件调查三个方面的内容。

（一）消费者调查

消费者调查主要是调查消费者的范围，以及消费者在一定时间内对某些美容商品及美容服务的需求情况、需求结构和需求时间。调查消费者对美容商品及服务的需求是了解一定时间和一定地区范围内消费者有货币支付能力购买力状况及其投向，同时还要兼顾常年流动人口状况。调查消费者需求结构主要是了解消费者对各种美容商品购买的比例，以及对各种美容品种的消费比例，这样才能使企业较好地掌握消费者购买力投向的动态。消费者需求时间调查主要是了解消费者的需求习惯，即美容消费时间和美容商品的购买时间。

对美容消费者的调查可以采用下列方法进行。

1. 以美容院所在地为中心，分别以 200 米、400 米、600 米、800 米、1000 米为半径，确定美容消费者的范围。

2. 在既定范围内，根据人口统计推测美容人口数，美容人口可以女性人口的 30% 来计算。

3. 在调查范围内，根据高级住宅区、一般住宅区、公寓住宅区和其他情况来推测顾客的消费水平。

（二）竞争者调查

竞争对手情况包括竞争对手的经营规模、经营能力、经营方式以及消费者对竞争对手的评价。可按以下方法进行调查。

1. 利用电话簿和实地走访了解竞争对手的店铺数目。

2. 从外观上判断，或者以顾客的身份去店内观测，了解竞争对手店铺的规模和服务状况。

3. 在美容院外判断，或者以顾客身份亲自体验，了解竞争对手的技术能力，比如美体、美容等技术水平。

4. 利用电话或别的方法，打听竞争对手的美容费用和促销手段。

5. 从美容档次、美容资金、当地的条件、店铺形象来了解竞争对手的顾客的消费层次。

（三）地理条件调查

地理条件对美容企业的经营有着重要的影响。地理条件的变化常常不是很明显的，所以必须尽早认清地理条件的变化，然后尽快地制定对策。在新开设店铺时，美容企业应根据自己的经营方针与目标，结合自身条件，选择居民区、商业街等客源稳定充足的地段设立店铺。即使在日常经营过程中，美容企业也应当经常关注地理条件的变化。如平时不加以关注，一旦觉察到地理条件发生变化，发现自己的美容院位于闹市区和小吃店的中间，并且被办公大楼团团围住，再制定对策可能要花更多的时间和成本。

三、市场调查的程序

美容市场调查是一项复杂而细致的工作，涉及面广，对象不稳定。为了使整个调查工作高效率地进行，合理安排调查程序，使市场调查工作有步骤地进行，一般来说市场调查工作包括以下几个步骤：

（一）确定调查目的

市场调查从总的方面来说，其目的是提供市场信息，研究市场发展和经营决策中的问题，为市场预测和经营决策服务。但是，每一次调查的具体目的又不完全相同。一项市场调查在开始进行之前必须先确定调查的目的和要求。例如，为什么要进行这次调查，调查重点了解哪些信息，哪些部门机构使用这些信息，向谁说明这些信息等。目的确定之后还可以邀请有关管理者，听取他们的意见，以便进一步开拓思路，作出科学决策选择，更好地为预测和决策服务。

（二）制定调查计划

这是依据调查目的，对调查工作进行设计和预先安排，作用在于保证调查有目的、有计划、有组织地进行。主要内容包括：确定每项问题应收集的资料，明确调查对象、调查日期、调查范围，选择适当的调查方法，确定调查经费预算等。

（三）设计调查表格

调查表又称为询问表和问卷，是以问题的形式系统地记载调查内容的一种印刷品。调查表可以是簿记式、表格式和卡片式。完美的调查表必须具有两个功能，即将问题传达给被调查者和被调查者乐于回答问题。因此，调查表格设计是一项高技术含量的工作，必须遵循主题明确、结构合理、通俗易懂、便于统计、长短适宜的原则和程序，运用一定的技巧进行。

用调查表询问被调查者时问答时间应控制在 30 分钟以内，否则应答者就会失去耐心，直接影响调查结果。因此，调查表中的问题也应当以 30 分钟的问题数目为限，当然，也要注意尽量得到全面的信息资料。

调查表通常由以下部分构成：

1. 被调查者的基本情况

它是指关于被调查者的一些特征情况，如性别、年龄、职业、文化程度、工作单位、居住地、家庭收入、家庭月人均收入等。列入这些项目是为了便于对调查资料进行分类并进行具体分析。在调查表中需要列出被调查者基本情况的几种可选择范围，应当根据不同要求确定，不是必要的及无法取得的不宜列入。

2. 调查内容本身

它是调查表最基本、最主要的组成部分，是指所需调查内容的具体项目。

3. 调查表填表说明

这部分内容包括填表目的和要求、调查项目含义、调查时间、填表应注意事项、调查人员应遵守事项等，其目的在于取得被调查者的合作，明确填报调查表的要求和方法。

4. 编号

有些调查表需加以编号，以便分类归档。

有些调查表内容比较简单，某些部分可以省略，通常第一、第二部分是必备的。

（四）收集信息资料

美容市场调查所需的资料可分为原始资料和现成资料两大类。原始资料是指需要通过实地调查才能取得的第一手资料。取得这部分资料需要时间较长、费用较大。现成资料是指机关、企业等单位和个人现有的第二手资料，取得这部分资料比较容易，花费较少。在市场调查中，应根据调查方案所提出的资料范围和内容，尽可能组织人员收集现成资料。比如，各种统计数据和资料可向计委、各级经济管理部门、各类银行、企业收集；有些市场信息资料可从图书馆、文献报刊等出版物以及其他大众传播媒介中取得等等。收集第二手资料必须保证资料的准确性和可靠性。

在美容市场调查中，只收集第二手资料是不够的，还必须通过实地调查收集掌握原始资料，取得居民对美容需求的第一手资料。

（五）整理分析资料

市场调查所取得的信息资料是大量的、零散的，还可能有片面的和不真实的，因此，必须系统地加以整理分析，经过去粗取精、去伪存真、由此及彼、由表及里的改造制作，才能客观地反映被调查事物的内在联系，揭示问题的实质和各种市场现象间的因果关系。这一部分的内容主要包括

1. 整理资料

对调查所得资料一定要进行整理，目的在于剔除不符合实际的资料，补正所需的资料。其要点是：检查资料是否齐全，有无重复和遗漏之处，是否有可比性，是否有差错和调查人员自己加入的偏见，是否有相互矛盾和口径不一致的地方，资料与调查内容是否相符，以及资料的时效性等。一旦发现问题，应当及时复查核实，予以删改和补充订正。

2. 汇编资料

经审理核实的资料要按照调查提纲的要求进行分类。分类的基本要求是把不同性质的事物区别开来，把相同性质的事物联系起来。分类宜细不宜粗，在条件允许的情

况下应详细分类，有利于充分发挥信息资料的作用。分类后还要进行统计汇总，以便查找和使用。

3. 分析资料

调查所得的各种资料反映了客观事物的外部联系，说明了现象。为了掌握市场现象发展变化的规律，弄清本质，就需要对调查资料进行分析与综合，从中找出其内在的规律，得出合乎实际的调查结论。对调查所得的各种数据可以运用各种统计方法加以分析，如相关分析、回归分析等。还可以根据需求制成各种统计表和统计图来进行分析。

（六）撰写调查报告

对资料进行整理分析后应得出调查结论，提出相应的建议，并将调查情况、调查结论和建议写成书面报告，提供给企业管理人员作为市场预测和经营决策的依据。调查报告一般包括三部分内容：一是序言，主要说明调查的目的、调查过程、调查对象和采用的方法及其他要说明的问题；二是调查报告的主体，即根据调查资料提出问题、分析情况、得出结论、提出建议。这部分内容力求简明扼要，突出重点，摆事实讲道理，切忌主观臆断；三是附件，主要是提供本报告中引用过的主要数据资料，必要时还可以附上较详细的统计图表。

四、市场调查的方法

市场调查的方法很多，按调查方式可分为直接调查方法和间接调查方法；按调查范围可分为全面普查和抽样调查。间接调查法主要通过广告、宣传的反应了解掌握市场情况。下面着重介绍直接调查法中的询问法、观察法、实验法。

（一）询问法

按调查者与被调查者的接触方式，询问法可细分为面谈、电话、邮寄、留置问卷等不同方式。

面谈就是企业派人出去直接同消费单位、消费者进行面谈。有个人面谈和小组面谈两种形式。小组面谈较之个人面谈能互相启发，获得较多较全面的资料。面谈的优点是可立即得到答复，比较灵活；在面谈时可以从对方的谈话中提出连锁性问题，使调查比较深入，并可观察被调查者的反应，根据被调查者的个性等特点采用不同的谈话技巧。面谈的缺点是时间和费用花得多。

利用电话询问可使对方不得不当场回答，但一次通话时间不能过长，只能提出一些简单的较易回答的问题，而且只适用于当地装有电话的调查对象。

把调查表邮寄给对方请他填好后再寄回的方式多使用于询问当面不太好回答的问题，如家庭收支情况；同时这种方式也又可节省调查费用。邮寄方式的缺点是调查表的回收率低，有时填表人不是被调查者本人，从而影响调查质量。

置留问卷就是先把调查表邮寄去，隔一段时间后再派人去当面取回，这实际上是一种邮寄和面谈结合的方式。这种方式可使调查表得到较好的回收率，但费用要高一些。

（二）观察法

观察法就是调查人员在现场从旁观察、记录被调查者的活动。观察时也可使用现代化设备，比如计数器、摄像机、照相机等。由于被调查者并不感到自己被调查，其动作比较自然、真实，因而调查结果的准确性高。但观察法的缺点是被调查者往往受一定的局限，同时观察到的是现象，不容易掌握事物内在的联系和揭示消费者的内心活动。

观察法的调查内容可以有以下几类：

1. 商品需求调查

在美容用品需求调查中，可以在美容用品的出售场所观察购买者的行为特征和在销售现场的活动情况，了解消费者对美容用品的偏好，对产品的花色、品种、规格、式样、广告的反应，从而认识市场需求的某些外在特征。

2. 企业经营管理状况调查

这是调查人员通过对店容店貌、宣传、人员流量、员工的工作态度、规章制度、服务质量等方面的观察，认识企业的经营管理水平和文化建设信息。

3. 市场竞争状况调查

这是调查人员通过参加行业交流会、技术观摩会等活动，了解各美容企业的资料、产品的品种式样、广告促销活动以及与会人员的业务水平，了解竞争能力的市场信息。

（三）实验法

实验法起源于自然科学中的求证，它是在规定的条件下，对市场经济现象中某些变量之间的因果关系及其发展变化过程加以观察分析的一种调查方法。就如同在自然科学的研究中先在实验室小规模实验成功后再加以推广应用。比如，一种新产品进入市场，先在一定范围内试销，如果被消费者接受和认可，再大批量生产和销售。再比如，某种美容服务在市场中要改变价格，可以将调整后的价格与原价格在不同的店铺同时实行，观察消费者的反应，再综合情况，作出决策。实验调查法应用的范围很广，一般而言，改变产品的价格、广告、促销方式等都可以采用实验调查法测试其结果。

实验调查法的优点如下：

1. 由于先在小规模市场环境中进行实际实验，一方面可提高工作预见性，减少盲目性；另一方面在管理上也容易控制，能够有效观察分析市场变量之间的因果关系及其相互影响程度。

2. 这种实验取得的数据比较客观，可靠性强，可信度高，排除了主观推论的偏差，科学性强。

当然，实验法的优点是相对的，在实践中影响经济现象的因素很多，也可能由于某些非实验因素不可控制而在一定程度上影响实验效果。

第二节　市　场　预　测

一、市场预测概述

（一）市场预测的含义

要弄清美容市场预测的含义，先要明白什么是预测。预测是人们对客观世界各种各样事物未来发展变化的趋向以及对人类实践活动的后果事先所做的分析和估计。预测是人类社会特有的活动。预测不同于感知。感知是以心理感应为基础，是个人心理反应的一种超前意识；而预测在相当大的程度上是根据积累的经验和大量的资料来客观地推断未来，它以现实存在为客观基础，没有任何玄学般的神秘色彩。

随着社会生产力的发展，预测早就产生于人类的实践活动，它减少了人们对未来事物认识上的不确定性。

市场预测是在市场调查的基础上根据事物发展的客观规律，运用科学的方法对未来市场供求变化进行分析、推算，并预见其发展趋势的过程。市场预测是为企业经营决策提供数据资料，为企业确定经营目标、方针，制定经营计划、经营战略提供依据的一项重要工作。

美容市场预测是制定正确的经营决策的前提。成功的市场预测不仅能反映出影响企业经营的各种市场因素的变化趋势，而且还可以预告企业在今后经营中可以成功的机会和可能出现的风险，从而使企业能早作准备，不失时机地抓住经营机遇，并及时调整经营目标和经营方针，以消除环境变化带来的威胁。

（二）美容市场预测的特征

1. 美容市场预测是科学地认识市场发展趋势的活动。它是在调查研究当地与外地、国内与国外美容市场的发展情况以及科学技术的发展趋势，在占有大量信息资料的基础上，经过科学的分析，发现市场发展变化的规律，从而推测未知，预计未来。因此，美容市场预测不同于预言和设想，它是建立在科学分析基础上。

2. 美容市场预测不同于市场调查。市场调查的对象是过去和现在的事实，是已经发生的现象；而市场预测的对象是将来还未形成的事实，是未来可能发生的现象。因此市场预测相对而言具有较大的风险性，最好的市场预测也不是绝对可靠的。

3. 美容市场预测不同于一般的经济增长预测。它所预测的内容主要是和美容企业经营管理直接相关的事物，如各种美容用品的销售趋势，各种发型的流行时间及变化方向。预测的目的是为了企业的生存发展，因此在很大程度上带有微观预测的性质。

（三）市场预测在企业管理中的作用

1. 有利于企业了解目标市场的需求

消费者对美容的需求是多元化的，市场也是多变的。今天的美容热门品种，明天也许就会变成冷门品种。只有通过美容市场预测，了解目标市场消费者对美容品种、形式、质量、价格等方面的需求趋势，才有可能改进美容形式，实现按需服务，提高企业经济效益。

2. 有利于提高企业经济效益和社会效益

在社会主义市场经济中，市场是企业经济效益和社会效益的结合点。美容企业进行市场预测可以更好地了解哪些美容用品适销对路，是有效益的；了解目标市场的需求层次、规模以及满足程度；了解行业竞争状况以及成本水平；了解消费者的消费趋势以及兴趣偏好，从主观上改善了企业的内部经营环境，增强了企业的竞争力和应变能力，提高了企业的经济效益。而客观上会无形地使社会需求得到不同程度的满足。

二、市场预测的内容

市场预测的内容丰富多彩，包括服务产品价格、供应及需求、消费者消费倾向等诸多内容。美容企业市场预测的内容一般包括以下几个方面：

（一）购买力预测

由于购买力预测内容的涉及面很广，预测企业经营地区范围内美容商品和服务的购买力发展趋势，企业一般只利用有关部门的购买力预测资料，不直接进行预测。某些企业把旺季市场和节日市场的购买力趋向也往往列为市场预测的内容之一。

（二）市场需求预测

市场需求预测就是通过分析美容商品和服务在市场上的销售状况，以及影响市场需要的各种因素，来预计市场对美容产品和服务的需求量以及发展变化趋势。它包括一定时期内美容产品和服务的品种、形式、质量、需要时间等变动趋势的预测，是企业制定经营计划的依据。

进行市场需求预测时应重点搞清市场环境因素对市场需求的影响。市场对美容商品及服务的需求主要受人口和购买力变化这两个因素的影响。随着人民生活水平的提高和购买力的增长，美容商品和服务的需求量和需求档次逐步提高，一般是由大城市到中小城市，再到广大农村。

（三）市场占有率预测

市场占有率是指在一定时期、一定市场范围内，美容企业的商品与服务销售额占当地市场同类商品与服务销售额的百分比。在市场上总需求不变的情况下，一家企业市场占有率的提高，就意味着另外几家企业市场占有率的降低。所以市场占有率预测实际上就是对企业竞争能力的预测。

进行市场占有率预测着重要考虑的是商品与服务本身的特性和销售能力对销售量的影响。具体地说，要考虑到本企业的商品与服务与同行业其他企业相比，在质量、价格、推销方法等方面处于什么地位，采取改进措施后市场占有率能提高多少。在市场占有率预测中不但要对老的竞争对手的经营水平进行预测，而且还要对潜在的、新的竞争对手进行预测。

（四）技术发展预测

技术发展预测就是对新技术、新工艺、新材料、新产品的发展进行预测，从而估计技术发展对美容工艺和消费者需求的影响，以便采取适当的对策。

三、市场预测的程序

为了提高市场预测的质量，美容企业在进行市场预测时一般应当遵循以下程序：

（一）明确目的与要求

明确目的是进行预测的第一步。有了明确的目的，预测工作才有正确的方向。因为预测目的的不同决定了预测的内容、项目、所需资料以及运用的方法也就不同。明确预测目的就是按照企业经营决策的需要，确定每项预测的内容和要解决的问题。或者根据经营活动中出现的新情况、新问题，提出需要调查研究的课题，拟订预测项目，制定预测工作计划，编制预算，调配力量，组织实施，以确保市场预测高效顺利地进行。

（二）收集预测资料

这就是根据预测目的的要求，广泛收集预测所需要的历史和现实的资料，并对资料进行科学的分析，找出其发展变化的规律性。如果没有充分的资料，就无法进行符合客观实际的分析、判断、推理，也就不可能作出科学预测，这是市场预测的基础性工作。

（三）选择预测方法

预测的方法较多，有的适用于短期预测，有的适用于中长期预测；有的预测值准确度差，有的准确度较好。因此，应根据不同的预测目的，选择不同的适用的预测方法。

预测方法的选择在收集资料的过程中就应予以考虑。因为采用不同的预测方法和预测模型，所用的数据资料是有所不同的。收集资料要尽可能满足使用某一种或几种预测方法的要求。对同一预测目的，运用多种预测方法可能取得大体一致的预测结果，也可能在不同的假设条件下取得不同的预测结果，应提出几种预测方案供决策者选择。

（四）确定预测值

资料收集齐全、确定预测方法之后，就可以进行实际的预测工作，运用一定的数学模型，计算出具体的预测值。预测值是否与实际值相一致还需要预测人员对预测误差进行分析评价，以确保预测的精确性。如果某种预测方法的误差较大，就要考虑改用别的预测方法和数学模型。一般情况下，应根据影响预测误差的因素，对预测值作出经验性的修正，从而得出最后的预测结果。

确定预测值之后，在运用过程中，由于市场某些因素的变化也会造成预测数值的误差，这就应当经常将预测值和新出现的实际值进行比较，发现异常情况要及时采取措施，或重新进行预测，或改进预测方法。

四、市场预测的方法

市场预测的方法较多，大体上可分为两大类：一类是以市场调查为基础的经验判断法，另一类是以统计资料为基础的分析计算法。前者属于定性的预测方法，后者则属于定量的预测方法。

（一）经验判断法

经验判断法是以预测者的经验为基础，结合有关统计资料进行预测的方法。这类方法是目前美容企业从事市场预测的主要方法。经验判断法有以下特点：

一是预测的差异性。由于经验判断法是以预测者的经验为基础的预测，它受到个人的经历、感受、知识结构、思维习惯、方法和模式的影响，从而造成预测的差异，这种差异性可以看作是经验判断法的主要特征。为了解决经验判断法预测的个体差异性这一弱点，出现了集体经验判断预测，并且占有很重要的地位。

二是预测的时间短。这可以说是优点，它同经验预测中直觉的作用有密切的联系。直觉是在经验积累的基础上产生的，直觉判断不是分析性的，不是按部就班地进行逻辑推理得出，因此，不需要太多的时间就可以得出结论。现代企业面临着激烈竞争，市场环境千变万化，这种环境不允许企业花很长时间从事市场调查和预测，而经验判断法恰恰可以满足现代企业预测的要求。

三是预测方法灵活。由于经验判断法预测是根据以往的经验总结出来的方法，而美容企业有自己的特点和发展规律，企业完全可以根据自己的特点和规律创造出适合自己的预测方法。经验判断法预测的这一优点是定量预测方法不可比拟的。

四是预测费用省。由于这种方法是建立在以往的经验基础上，不必花费大量的资金从事市场调查和建立预测模型、进行大量的运算，所以其费用比定量的方法要少得多。

经验判断法也有其局限性。一是市场环境越复杂，经验判断的能力就越低。二是经验判断法不适用于从未出现过的情况，往往需要和其他的预测方法相互配合。

总之，经验判断法是一种适合于美容企业进行市场预测的方法。这种方法不仅具有其科学性，也具有经济、省时、灵活多样的优势。下面介绍几种常用的预测方法。

1. 集合意见法

即综合分析有关人员的意见并作出预测的方法。这种方法可分为集合经理人员意见法和集合业务人员意见法。这是一种最传统、最简单易行又最为常用的预测方法。具体做法是预测人员召集有一定实践经验的经理人员（如是集合业务人员意见法，则召集业务人员），并将预测的项目和有关资料交给他们，由他们根据对资料的分析和个人的经验，分别对预测问题提出预测意见，然后对各位经理提出的预测数据进行综合分析，用加权平均法来确定预测值。

这种方法集中了部门经理（业务人员）的经验和智慧，解决问题迅速、简便、省力、省时，尤其适用于数据资料不完整问题的预测。但由于这一方法偏重于主观意志，预测的准确性差一些。

2. 顾客意见法

即通过调查，对顾客消费意向了解清楚，在分析市场需求变化的趋势和竞争情况之后，对本企业营业收入进行预测。企业可以采取走访用户、召开用户座谈会、美容商品展销、填写意见表等方式来收集顾客的意见。但顾客意见法能否取得成功，主要靠顾客和用户的合作，如果顾客因关系不好、不重视调查等采取应付态度，企业就难以得到可靠的资料。

3. 专家意见法

专家意见法又叫德尔斐法。即邀请一部分见识广博、学有所长的专家和行家，背靠背地对某一个市场经营问题进行预测。由于专家们对市场需求情况有专门的研究或掌握了丰富的第一手资料，因此他们的意见对预测未来具有重要的价值。其具体做法和大致过程是：由企业邀请有关专家（10～40人）参加预测，先由企业将有关资料和问题提交给各位专家，要求其根据预测资料、自己的经验和判断能力，背靠背地对资料进行分析后提出预测数据，并简要说明理由。企业主持人把各人意见综合、整理后又匿名反馈给每个专家，使他们有机会比较一下他人的不同意见，对自己的预测意见作进一步的考虑，并提出修改意见。若仍然坚持自己的意见，可进一步说明理由，再寄给主持人。主持人综合、整理后再反馈给每个专家。如此反复三四次后，一般可得出一个比较一致的意见。如果最后收集到的专家预测值存在乐观、中间、悲观三种估计数值，则可以用推定平均值的方法把三种意见综合起来，以求得统一的预测值，其计算公式为：

$$推定平均值 = \frac{最乐观估计值 + 4 \times 最可能估计值 + 最悲观估计值}{6}$$

［例1］设某企业用专家意见法收集到对美容商品的销售收入预测值为15万元（最小值）、19万元（多数人意见）和26万元（最大值），用推定平均值法可求出预测值为：

$$\frac{26 + 4 \times 19 + 15}{6} = 19.5（万元）$$

专家意见法具有三个明显的特征，即匿名性、反馈性和统一性。

这种匿名讨论式的专家意见法可以消除相互间心理上的影响，避免某些权威人士的意见左右一切，使每个专家都能够独立发表意见，畅所欲言。但此法得出的预测值也是靠主观判断，专家如选不合适，预测也难准确。另外，意见往返几次也比较费时间。

（二）分析计算法

分析计算法就是利用统计资料进行分析计算后作出预测。这种方法可以分为时间序列分析法和因果分析法两种。

1. 时间序列分析法

即根据已经掌握的历史资料，按时间序列进行排列，并运用一定的数学模型来推算未来情况的一种方法。具体方法有以下几种：

（1）简单平均法

即把以往几期的实际数字进行简单平均，将其结果作为预测值。其预测公式为：

$$Y = \frac{Y_1 + Y_2 + \cdots\cdots + Y_n}{n} = \frac{\Sigma Y_i}{n}$$

式中 Y——作为预测值的简单算术平均数

　　　Y$_i$——i 期的实际数值

　　　n——时期数

［例2］某美容企业 1998 年 1～12 月的营业额资料如表 2–1 所示，预测 1999 年 1 月份的营业额。

表2–1　　　　　　　　　　　　　　　　　　　　　　　　单位：万元

月　份	1	2	3	4	5	6	7	8	9	10	11	12
营业额	15.6	14.3	13.9	13.1	14.4	12.8	11.1	10.7	11.6	13.2	12.9	14.2

用简单算术平均法可得：

$$Y = \frac{15.6 + 14.3 + 13.9 + 13.1 + 14.4 + 12.8 + 11.1 + 10.7 + 11.6 + 13.2 + 12.9 + 14.2}{12}$$

$$= 13.15 （万元）$$

如果以 7～12 月的简单算术平均营业额作为 1999 年 1 月份的预测值，则可得：

$$Y = \frac{11.1 + 10.7 + 11.6 + 13.2 + 12.9 + 14.2}{6}$$

$$= 12.3 （万元）$$

从上例可以看出，由于选择时期的长短不同，所求出的预测值也就不同。一般来说，当时间序列所反映的事物发展趋势正在发生变化或者随机波动较小时，时期数可以短些，所用数据资料的数目就可以少些；反之，当事物不呈现变化倾向而随机波动较大时，时期数可以长些，所用数据资料的数目可以多些。

（2）移动平均法

即用靠近预测期的各期实际销售额的平均值来预测未来时期的销售额。随着时间的推移，计算平均值所用的各个时期也是向后移动的。其预测公式为：

$$Y_{t+1} = \frac{Yt + Y_{t-1} + \cdots\cdots + Y_{t-n+1}}{n}$$

式中：Y_{t+1}——预测期的预测值

　　　Y_t——t 期的实际数值

　　　n——时期数

下面仍以表 2-1 的数据说明这一方法的运用。假设以 3 个月为移动平均期，预测第 4 月的营业额如下：

$$Y_4 = \frac{15.6 + 14.3 + 13.9}{3} = 14.6 \text{（万元）}$$

其他月份的营业额预测值依次类推（见表 2-2）

表 2-2　　　　　　　　　　　　　　　　　　　　　　　　　　　单位：万元

月份	营业额	3 个月移动平均值
1	15.6	
2	14.3	
3	13.9	
4	13.1	(15.6 + 14.3 + 13.9) /3 = 14.6
5	14.4	(14.3 + 13.9 + 13.1) /3 = 13.8
6	12.8	(13.9 + 13.1 + 14.4) /3 = 13.8
7	11.1	(13.1 + 14.4 + 12.8) /3 = 13.4
8	10.7	(14.4 + 12.8 + 11.1) /3 = 12.8
9	12.9	(12.8 + 11.1 + 10.7) /3 = 11.5
10	13.2	(11.1 + 10.7 + 12.9) /3 = 11.6
11	12.9	(10.7 + 11.6 + 13.2) /3 = 11.8
12	14.2	(11.6 + 13.2 + 12.9) /3 = 12.6

在运用移动平均法进行预测时，要注意移动平均期限长短的选择，如选择得太短则不足以消除随机因素的影响，选择太长又会使近期影响因素相对减少。因此，在选择时可先同时采用几种周期，然后比较各种周期的预测值与实际销售的误差，选择误差较少的周期作为确定的预测周期。

（3）加权移动平均法

移动平均法把近期资料和远期资料对预测数的影响程度不加区别地等同起来，而实际上信息资料与预测期接近，对预测数的影响较大。为了区分近期资料和远期资料的影响程度，可采用加权移动平均法。它的做法是对以往不同时期的资料给予不同的权数，近期资料的权数大，远期资料的权数小，然后再加以平均，算出预测值。其计算公式为：

$$Y_t = \frac{\Sigma C_i t_i}{\Sigma C_i}$$

式中：Y_t——预测值

t_i——i 期的营业额

C_i——i 期的权数值

i——期数（i = 1，2，3······n）

下面仍以表 2 - 1 的数据说明这一方法的运用。4 月份的预测值：

$$Y_4 = \frac{1 \times 15.6 + 2 \times 14.3 + 3 \times 13.9}{1 + 2 + 3} = 14.3 （万元）$$

其他月份的营业额预测值依此类推（见表 2 - 3）

表 2 - 3   单位：万元

月份	营业额	3 个月移动平均值
1	15.6	
2	14.3	
3	13.9	
4	13.1	$(1 \times 15.6 + 2 \times 14.3 + 3 \times 13.9) / 6 = 14.3$
5	14.4	$(1 \times 14.3 + 2 \times 13.9 + 3 \times 13.1) / 6 = 13.6$
6	12.8	$(1 \times 13.9 + 2 \times 13.1 + 3 \times 14.4) / 6 = 13.9$
7	11.1	$(1 \times 13.1 + 2 \times 14.4 + 3 \times 12.8) / 6 = 13.4$
8	10.7	$(1 \times 14.4 + 2 \times 12.8 + 3 \times 11.1) / 6 = 12.2$
9	11.6	$(1 \times 12.8 + 2 \times 11.1 + 3 \times 10.7) / 6 = 11.2$
10	13.2	$(1 \times 11.1 + 2 \times 10.7 + 3 \times 11.6) / 6 = 11.2$
11	12.9	$(1 \times 10.7 + 2 \times 11.6 + 3 \times 13.2) / 6 = 12.3$
12	14.2	$(1 \times 11.6 + 2 \times 13.2 + 3 \times 12.9) / 6 = 12.9$

由此可见，加权移动平均法的特点是越接近预测期的资料越给予重视。如在计算 4 月份的预测值时，给 3 月份的权数为 3，2 月份的权数为 2，1 月份的权数为 1。因此，它比移动平均法更能反映实际情况。

（4）指数平滑法

指数平滑法也重视近期资料，但不用加权计算的方法，而是采用一个平滑系数来调整实际的数字，具体计算公式为：

$$Y_t = aX_{t-1} + （1 - a） Y_{t-1}$$

式中：Y_t——预测值

　　　X_{t-1}——上期的销售实绩

　　　Y_{t-1}——上期的预测值

　　　a——平滑系数（$0 < a < 1$）

平滑系数 a 值的大小一般根据过去的预测值与实际值的比较来确定。两者差异较大时，a 宜取较大值；差异较小时，a 宜取较小值。在实际工作中，a 的数值一般取 0.1～0.3。

［例3］某企业预测 12 月份的销售额为 13 万元，而该月份实际销售额为 15 万元，如果 a = 0.3，则第二年度 1 月份的预测值为：

$$Y_t = 0.3 \times 15 + (1 - 0.3) \times 13$$
$$= 13.6（万元）$$

（5）季节指数法

美容商品的销售量由于受气候、季节等因素的影响，具有明显的季节变动的特征。美容营业额也与节假日有很大关系。季节指数法就是通过找出代表季节变动规律的季节指数，预测今后年度变动趋势的方法。季节指数预测具体步骤如下：

第一，收集连续 3 年以上的各年连续各月的销售资料。

第二，求出历年各相同月份销售额的平均值。

第三，求出各年销售额的平均值。

第四，用历年各相同月份销售额的平均数除以各年销售额的平均数，即可得到季节指数。

第五，将季节指数及有关数据填入预测公式，即可得到未来年份中各月份的预测值。

季节指数法预测公式为：

$$Y = \frac{G_1 + G_2 + G_3}{f_1 + f_2 + f_3} \times F_i$$

式中：Y_i——预测值

　　　G_1、G_2、G_3——预测年份某月的实际销售额

　　　f_1、f_2、f_3——相应月份的季节指数

　　　F_i——某预测月份的季节指数

现举例说明季节指数法的应用。

［例4］某美容企业 1996～1998 年三年的每个月实际营业额资料如表 2－4 所示。1999 年 4 月、5 月、6 月该企业的美容营业额分别为 13.2 万元、14.1 万元、13.1 万元。运用季节指数法预测 1999 年 10 月、11 月、12 月的美容营业额。

表 2 - 4 单位：万元

月 份	1996 年 (1)	1997 年 (2)	1998 年 (3)	各月平均营业额 $(4) = \dfrac{(1) + (2) + (3)}{3}$	季节指数 $(5) = \dfrac{(4)}{12.99}100\%$
1	14.5	15.1	15.6	15.1	116.2
2	15.4	14.8	14.3	14.83	114.2
3	13.4	13.1	13.9	13.47	106.8
4	12.2	12.8	13.1	12.7	97.8
5	13.7	13.8	14.4	13.97	107.5
6	12.5	12.8	12.63	12.63	97.2
7	11.4	11.4	11.1	11.3	87.0
8	10.5	10.3	10.7	10.5	80.8
9	11.7	11.2	11.5	11.5	88.5
10	13.1	12.6	13.2	12.97	99.8
11	13.1	13.1	12.9	13.03	100.3
12	13.6	12.89	13.15	12.99	100
各月平均	12.93	12.89	13.15	12.99	100

$$Y_{10} = \frac{(13.2 + 14.1 + 13.1) \times 99.8}{97.8 + 107.5 + 97.2} = 13.3 （万元）$$

$$Y_{11} = \frac{(13.2 + 14.1 + 13.1) \times 13.4}{97.8 + 107.5 + 97.2} = 13.4 （万元）$$

$$Y_{12} = \frac{(13.2 + 14.1 + 13.1) \times 107.0}{97.8 + 107.5 + 97.2} = 14.3 （万元）$$

（6）回归分析法

回归分析法的原理是一定时期的实际销售额分布会呈现一定的趋势。如果销售资料反映的数据的增减变化在每一期大致是相同的，那么它的趋势可以用直线来代表，即回归直线。这条直线的延伸可用来进行预测。回归直线的直线方程式为：

$$y = a + b_x$$

式中：y——预测值

a、b——参数

x——时间周期

a、b 两个参数可根据最小二乘法导出：

$$b = \frac{n\Sigma xy - \Sigma x \Sigma y}{n\Sigma x^2 - (\Sigma x)^2}$$

$$a = \frac{\Sigma y - b\Sigma x}{n}$$

为了简化计算过程，可令 $\Sigma x = 0$，上述公式就可简化为：

$$a = \frac{\Sigma y}{n}$$

$$b = \frac{\Sigma xy}{\Sigma x^2}$$

下面以某企业1992～1998年的美容用品销售资料为例（见表2-5）说明这一方法的应用。

表2-5   单位：万元

年份	销售额（y）	时序（x）	xy	x^2
1992	132.8	3	398.4	9
1993	133.5	2	267	4
1994	139.7	1	139.7	1
1995	144.8	0	0	0
1996	155.2	1	155.2	1
1997	154.7	2	309.4	4
1998	157.8	3	473.4	9
Σ	$\Sigma y = 1018.5$	$\Sigma x = 0$	$\Sigma x \times y = 132.9$	$\Sigma x^2 = 28$

根据表2-5资料可得 $a = \frac{\Sigma y}{n} = \frac{1018.5}{7} = 145.5$

$b = \frac{\Sigma xy}{\Sigma x^2} = \frac{132.9}{28} = 4.75$

将此数据代入基本公式，即可得到预测方程：

$$y = a + bx = 145.5 + 4.75x$$

因为1999年的时间充序数为4，即 $x = 4$，代入上式得1999年的销售额预测值为：

$$y = 145.5 + 47.5 \times 4 + 12 = 164.5 （万元）$$

应当指出，回归分析法的应用只限于销售额的增减分布呈直线趋势时。如果实际的变动趋势不是直线而是一条二次曲线，则要用二次曲线方程式来计算。

2. 因果分析法

因果分析法就是根据各种经济现象之间的相互关系来进行市场预测。

回归分析法不但可用于时间序列分析，而且也可以用于因果分析。当回归直线反映因果关系时，自变量 x 不是代表时间，而是代表某种社会经济因素，即影响预测值 y 的因素。回归分析法根据影响事物发展自变量的数量可分为一元回归分析和多元回归分析方法。最常用的是一元回归分析，其基本预测公式为：

$$Y = a + bx$$

式中：y——预测值（因变量）

X——自变量（影响因素）

a、b——参数

a、b 两个参数也按下面公式计算：

$$b = \frac{n\Sigma xy - \Sigma x\Sigma y}{n\Sigma_{x^2} - (\Sigma x)^2}$$

$$a = \frac{\Sigma y - b\Sigma x}{n}$$

下面举例说明这种方法的运用。

[例 5] 美容企业的营业额与人口数量有因果关系。现有某企业所在地区 1992～1998 年的人口数量与该企业营业额的关系数据如表 2 - 6 所示。如果 1999 年该地区的人口数量预计为 52.4 万人，则 1999 年该企业的营业额预测是多少？

表 2 - 6   单位：万元

年份	1992	1993	1994	1995	1996	1997	1998
人口数量（万人）	48.5	48.8	49.4	49.5	50.8	51.4	52.1
营业额（万元）	132.8	133.5	139.7	144.8	155.2	154.7	157.8

根据例题中所给数据列表，如表 2 - 7 所示。

表 2 - 7   单位：万元

年份	人口数量（万人）x	营业额（万元）y	xy	x^2
1992	48.5	132.8	6440.8	2352.25
1993	48.8	133.5	6514.8	2381.44
1994	49.4	139.7	6901.18	2440.36
1995	49.5	144.8	7167.6	2450.25
1996	50.8	155.2	7884.16	2580.64
1997	51.4	154.7	7951.58	2641.96
1998	52.1	157.8	8221.38	2714.41
n = 7	$\Sigma x = 350.5$	$\Sigma y = 1018.5$	$\Sigma xy = 51081.5$	$\Sigma x^2 = 17561.31$

然后将表 2 - 7 中的数值代入公式即可算出 a 和 b 的值，即：

$$b = \frac{n\Sigma xy - \Sigma x\Sigma y}{n\Sigma x^2 - (\Sigma x)^2}$$

$$= \frac{7 \times 51081.5 - 350.5 \times 1018.5}{7 \times 17561.31 - (3350.5)^2} = 7.43$$

$$a = \frac{\Sigma y - b\Sigma x}{n}$$

$$= \frac{1018.5 - 7.43 \times 350.5}{7} = -226.5$$

代入基本公式得到一元回归方程为：

$$y = a + bx = -226.5 + 7.43x$$

1998 年该企业营业额的预测值为：

$$y = -226.5 + 7.43 \times 52.4 = 162.8 （万元）$$

第三节　经 营 决 策

一、经营决策概述

决策是人类社会的一项重要活动，涉及人类生活的各个领域，诸如军事上的指挥、企业的经营管理等等。尽管决策对象在具体工作内容上有着明显的差别，但其本质是相同的。所谓决策就是指为了达到某一特定目标，从两个以上的可行方案中选则一个最优方案并付诸实施的过程。美容企业经营决策是决策原理在美容企业经营活动中的具体应用，是指美容企业为了达到某一特定的经营目标，从两个以上的可行方案中选则一个最优方案并付诸实施的过程。

"管理的重心在经营，经营的重心在决策"。在我国，随着市场经济的进一步发展，经营决策对企业愈来愈起着举足轻重的作用。

经营决策是关于企业总体发展方向、速度和规模的决策，关系企业发展的全局，是企业经营成败的关键。可谓"一着走错，全盘皆输"，"棋高一着，满盘皆赢"。中外许多企业沉浮的经历足以作为有利的佐证。当前，美容行业的竞争愈来愈激烈，美容企业必须清醒地认识和估计形式的发展，制定出科学、正确的经营决策，保证企业的繁荣和发展。

决策也是美容企业经营管理的重要职能，是其他各项管理职能顺利运行的前提。计划、指挥、组织、协调、控制等管理职能的实施并不是盲目的，特别是计划职能，它有赖于正确经营决策的指导和推动。所以，没有正确的经营决策，各管理职能不能发挥正常的功能，只能造成企业经营活动的无序甚至紊乱。

二、经营决策的类型

决策贯穿美容企业经营活动的全过程，这一过程的每一环节都离不开决策。对于美容企业来说，涉及到的决策问题主要有经营目标决策、市场营销决策、新产品开发决策、价格决策、经营方式选择与人事决策等等。为了把握各类决策的特点，按照经营决策的层次、时间和方法等因素，可将经营决策分为以下几种类型。

（一）按经营决策的层次分

可分为战略决策、管理决策和业务决策。战略决策是指事关企业未来发展的全局性、长期性的重大决策，包括经营目标、经营方向、市场开发的决策。管理决策又称战术决策，是为实现战略决策而作出的有关人力、物力、财力的配备和调整的决策以及业务策略等。由于市场竞争激烈，外部环境变化迅速，因此战略决策就成为三项决策中最为决定性的决策。管理决策和业务决策必须服从战略决策，但是管理决策和业务决策也可以反过来影响、调整和完善战略决策。

（二）按经营决策的时间分

可分为长期决策和短期决策。长期决策包括发展方向、联合经营、资金投向、市场开发、扩大规模等战略性的决策。短期决策包括人员配备、资金调度、经营过程控制等决策。

（三）按经营决策的方法分

可分为确定型决策、风险型决策和非确定型决策。确定型决策是指决策人对决策事件已掌握较完整资料的决策。风险型决策是指决策人对决策事件的有关资料掌握有限，许多因素无法确定，只能根据对客观事物出现的概率估计来进行的决策。非确定性决策是指决策人对决策事件的有关资料掌握有限，许多因素无法确定，而且对客观事物出现的概率也无法估计出来，而是凭主观判断作出的决策。

三、经营决策的基本程序

美容企业经营决策是一个动态的系统反馈过程，按照这个动态过程内在的规律性，经营决策经过了以下几个阶段：

（一）决定决策目标

决定决策目标是企业进行决策的起点，决策的最终目的就是要达到既定的目标。目标确定的不明确或不合理，就会导致决策失误。美容企业在经营过程中往往会同时面临很多问题需要解决，这时选择哪些问题作为决策的目标，就是决策首先要解决的问题。例如，企业的市场竞争能力较差，可能是由于技术水平较低、服务态度不好、价格不合理等原因造成的，于是就可以确定设备更新、降低成本和售价、提高服务质量、改善服务态度等多个目标。在确定决策目标时应注意以下几个问题：第一，目标要明确具体，含义就无法作为决策标准。第二，目标要有主次之分，有的目标是必须达到，有的目标是希望达到。把目标分为两类是为了实现目标的严肃与灵活性更好地结合起来。第三，要明确目标约束条件。约束条件有两类：一类是客观存在的限制条件，如一定的人力、物力和财力条件；另一类是给目标附加的主观要求，如实现目标的期限，以及不能违反国家的政策、法令等。

（二）设计可行方案

决策目标确定以后，可以根据决策目标进行市场调查和市场预测，收集经营决策所需信息资料，并通过分析，设计可行方案。

在决策过程中要探索和设计多个可行方案，以便供决策时选择。可行方案必须具备三个条件：一是能够保证经营目标的实现；二是企业环境与内部条件都具有可行性；三是方案具有多样性，要从多角度、多方面来设计可行方案，每个方案应有各自的特色，相互之间要有较大的区别。如果没有较大的区别，形式上几个方案实际上等于一个方案，失去了选择的余地。

（三）评价和选择方案

评价方案时要从系统观点出发，从全局性、整体利益出发，既要考虑企业的直接利益，同时还要注意方案之间的具体差异，衡量利弊，以定优劣。评价和选择方案的标准一般有三种：价值标准、优化标准和时效标准。价值标准是指由各种价值指标组成的价值体系，包括经济效益和社会效益；优化标准是指最优标准，选择的方案必须是投入最少、产出最多的。时效标准是指要不失时机地决策，并付诸实施。衡量被选方案的标准不同，选择的结果也会不同。

为了保证决策方案的可操作性，在确定满意方案后，还应做一次最后的鉴定，其主要内容是：检查情报信息的可信度；检查方案分析时被抽象掉的某些因素对决策方案有无明显影响；进行敏感性分析，测试影响决策的主要条件变化可能带来的误差和变动幅度，提出应变措施。经过鉴定，认为方案切实可行，方能付诸实施。

（四）在决策作出以后制定周密的经营计划，将决策付诸实施

决策的实施过程也是检验决策是否正确的过程。由于主客观情况的变化，或者决策方案不尽符合实际，使贯彻执行的结果偏离目标的情况是常有的，因此必须做好检查、反馈和控制工作。通过信息反馈渠道迅速地把决策实施过程中发生的问题反馈到决策中心，从而使决策中心能够及时根据客观情况对方案进行相应的控制和调整，以

便顺利实现决策目标。

四、经营决策的分析方法

（一）确定型决策方法

确定型决策方法是指在影响决策事件的未来自然状态既定，各种备选方案都有一个明确结果的情况下的决策。确定型决策必须符合以下几个条件：

1. 有明确的决策目标（如收益最大或损失最小）。

2. 有两个以上可供决策者选择的备选方案。

3. 只存在一种确定的自然状态。

4. 不同备选方案在确定的自然状态下的损益值可以计算出来。

［例6］某美容企业有3万元一年不需要动用的现金，企业有两个方案，一是购买国债，年利率为4%；二是购买企业债券，年利率为4.5%。在投资风险相同的情况下，应选择哪个方案才能使企业获利最大？

下面运用确定型分析方法进行选择。

方案一的利息收入 = 30000 × 4% = 1200（元）

方案二的利息收入 = 30000 × 4.5% = 1350（元）

因此应选择第二方案。

（二）风险型决策方法

风险型决策方法是研究怎样根据决策时间内各种自然状态及其概率，作出合理的决策。风险型决策一般具备以下几个条件：

第一，有明确的决策目标（如收益最大或损失最小）。

第二，有两个以上可供决策者选择的备选方案。

第三，存在不以决策人意志为转移的两种以上的自然状态。

第四，不同备选方案在不同自然状态下的损益值可以计算出来。

第五，决策者对未来可能出现何种自然状态不能确定，但其出现的概率可以计算或估计出来。

风险型决策所依据的标准主要是期望值标准。所谓"期望值"就是在不同自然状态下决策者期望达到的数值。风险型决策方法主要有决策收益表法和决策树法。

1. 决策收益表法

决策收益表又称决策损益矩阵。该表包括可行方案、自然状态及其概率、各方案的损益值等数据。运用决策收益表决策的步骤如下：

（1）确定决策目标。

（2）根据经营环境对企业的影响，预测自然状态，并估计其发生的概率。

（3）根据自然状态的情况，充分考虑本企业的实力，拟定可行方案。

（4）根据不同的可行方案在不同自然状态下的资源条件、经营状况，运用系统分析方法计算损益值。

（5）列出决策收益表。

（6）计算各可行方案的期望值。

（7）比较各可行方案的期望值，选择最优方案。

［例7］某美容企业为了提高企业经济效益，促进企业持续发展，现拟定两个可行方案：

第一方案，投资300000元，扩大经营规模，增设分店，经营期10年。如果经营好，每年可获利60000元；如果经营不好，每年将亏损5000元。

第二方案，维持原有经营规模，投资50000元，更新设备，增加服务品种，经营期为10年。如果经营好，每年可获利15000元；如果经营不好，每年将亏损3000元。

根据预测，该企业未来10年经营好的概率为0.6，经营不好的概率为0.4。请用决策收益表法进行决策。

解：根据已知条件绘制决策收益表，见表2-8。

表2-8　　　　　　　　　　　　　　　　　　　　　　　　　单位：元

收益值　　　　　自然状态 　　　　　　　　概　　率 备选方案	经营好 0.6	经营不好 0.4	期望值
第一方案	60000	5000	40000
第二方案	15000	3000	52000

第一方案期望值为：

$$[60000 \times 0.6 + (-5000 \times 0.4)] \times 10 - 300000 = 40000 （元）$$

第二方案期望值为：

$$(15000 \times 0.6 + 3000 \times 0.4) \times 10 - 50000 = 52000 （元）$$

根据以上计算结果，应选择期望值最大的即第二方案为最佳方案。

2. 决策树法

决策树法是风险型决策分析中经常采用的一种方法，它也是以期望值为依据进行优良决策的，所不同的是决策树法是一种图解方法，即在进行决策分析时将各备选方案和自然状态的情况绘制成图，然后通过数学计算比较出各方案的优劣。此图的形状像一棵树，因此称为决策树法。

（1）决策树的结构

决策树是以决策结点为出发点，从它引出若干方案枝，每个方案枝都代表一个可行方案。在各方案枝的末端有一个状态结点，从状态结点引出若干概率枝，每个概率枝表示一种自然状态。在概率枝的末梢注有损益值。决策树的一般结构如图 2-1 所示。

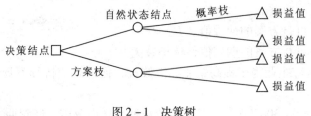

图 2-1　决策树

（2）决策步骤

第一，绘制决策树。绘制方法一般是从左到右，即从树干向树梢方向展开。

第二，计算期望值。期望值的计算应从决策树的右侧开始，即从树梢向树干逆向进行。

第三，修枝决策。对比各方案的期望值大小，进行修枝选优。在方案枝上将期望值比较小的方案画"‖"予以舍弃，仅保留期望值最大的一个方案，作为最优决策方案。

下面仍用上例资料说明决策树方法的运用。

第一步，绘制决策树如下：

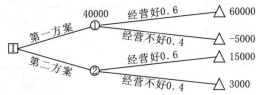

图 2-2　决策树计算

第二步，计算期望值：

结点①：$[60000 \times 0.6 + (-5000 \times 0.4)] \times 10 - 300000 = 40000$（元）

结点②：$(15000 \times 0.6 + 3000 \times 0.4) \times 10 - 50000 = 52000$（元）

第三步，决策：

以上两个方案中，第二方案的期望值最大，应选择第二方案为最优方案。

决策树法既可以解决单阶段的决策问题，还可以解决决策收益表法无法表达的多阶段决策问题。它具有思路清晰、阶段明了、一目了然、便于决策者集体讨论等优点。这种方法在管理上多用于较复杂问题的决策。

（三）非确定型决策

非确定型决策是指影响决策事件的未来自然状态无法确定，而且其出现的概率也无法估计和计算出来情况下的决策。非确定型决策一般具有以下几个条件：

第一，有明确的决策目标（如收益最大或损失最小）

第二，有两个以上可供决策者选择的备选方案。

第三，存在不以决策人意志为转移的两种以上的自然状态。

第四，不同备选方案在不同自然状态下的损益值可以计算出来。

第五，决策者对未来可能出现何种自然状态不能确定，并且对各种自然状态的概率也无法事先估计出来。

非确定型决策的分析方法主要有：小中取大法、大中取小法、等可能法、最小最大后悔值法。

1. 小中取大法

采用这种方法的决策者对未来事件结果估计比较保守，力求在不利的情况下寻找较好的方案，即从坏处着眼，向好处努力。其决策过程是：先从每个方案中选择一个最小的收益值，然后再对所有选出的最小收益值进行比较，选择出一个最大的收益值，与之相对应的备选方案就是最优方案。因此该法称为小中取大法。

［例8］某美容企业有 A、B、C 三个投资方案可供选取，每个方案都有三种自然状态，各方案的收益值见表2－9。

表2－9 单位：万元

自然状态 收益值 备选方案	好	一般	较差	较小收益值
A 方案	5	3	0.5	0.5
B 方案	6	3.5	0	0
C 方案	7	4	−1	−1

先在每个方案中选出一个最小收益值，分别是（0.5，0，−1），然后从各方案的最小收益值中找出一个最大值（0.5），其对应的方案 A 即为最佳方案。

2. 大中取小法

采用这种决策方法的决策者都是对未来前景比较乐观并有较大把握的，他们愿意承担一定风险去争取最大的收益。这种方法的决策程序是：首先从每个方案中选择一个最大收益值，然后从这些最大收益值中选择一个最大值，这个最大值对应的方案就是最优方案。

仍以表 2 - 9 所列数据为例，各方案的最大收益值分别是 5、6、7，其中最大值为 7，其所对应方案 C 就是最佳方案。

3. 等可能法

这是一种把各种自然状态出现的可能性看作是等同的决策标准，如果有 N 种自然状态出现，就假设每一种自然状态出现的概率为 1/N，然后按照风险型决策方法计算期望值，然后把具有最大期望收益值的方案作为最优方案。

仍以表 2 - 9 所列数据为例，各方案的收益期望值如下：

A 方案的期望值 = 1/3（5 + 3 + 0.5）= 2.83（万元）

B 方案的期望值 = 1/3（6 + 3.5 + 0）= 3.17（万元）

C 方案的期望值 = 1/3（7 + 4 - 1）= 3.33（万元）

C 方案的期望值最大，为最佳方案。

4. 最小最大后悔值法

当某一种自然状态出现时，将会明确哪个方案最优，其收益值最大。如果决策者当初并未选择这一方案而选择了其他方案，这时便会感到后悔。后悔结果的大小通过后悔值来表示。每种自然状态下的收益值与各方案的收益值之差称为后悔值。后悔值法的决策过程是：先确定各方案的最大后悔值，然后选择这些最大后悔值中最小后悔值对应的方案为最佳方案。

仍以前例分析：

首先，找出对应于各种自然状态的最大收益值，分别为：好、一般、较差、最小后悔值。其次，求出每个方案在各种自然状态下的后悔值，如表 2 - 10 所示：

表 2 - 10 　　　　　　　　　　　　　　　　　　　　　　　　　　　　单位：万元

自然状态 收益值 备选方案	好	一般	较差	最小后悔值
A 方案	2	1	0	2
B 方案	1	0.5	0.5	1
C 方案	0	0	1.5	1.5

再次，找出各方案的最大后悔值，分别是（2、1、1.5）；

最后，从三个最大后悔值中选出最小值（1），其对应的方案 B 为最佳方案。

以上几种决策方法是以不同的标准作为选优的依据，所以对非确定性决策来说，不同的标准导致不同的决策结果。这类决策问题究竟采用哪种方法合适没有定论，必须根据实际情况决定。

五、经营决策的实施

决策是美容企业经营活动的核心，经营决策为企业经营活动选择了最佳方案。但是，再好的决策方案如果不能够认真地实施，也只能是一纸空文。企业的经营决策要通过经营计划活动展开具体安排。

（一）明确目标，制定计划

目标是企业经营决策方案在一定时期内预期的成果，是企业各部门、每个职工努力的方向。企业要展开经营活动，必须在了解社会需求和企业的投资者、劳动者等的期望的基础上，根据需要与可能，确定各层次目标及其实现的先后次序，确定任务结构分配任务，制定目标考核和奖罚办法，并且通过经营计划将其具体化。

企业要根据决策类型的不同，制定相应的经营计划。对于战略决策方案、管理决策方案和业务决策方案分别制定战略计划、战术计划、作业计划；对于长期决策方案和短期决策方案，分别制定长期规划和短期规划；按决策方案的内容不同，可以制定材料采购计划、市场营销计划、广告宣传计划、基本建设计划等等。

（二）采取措施，执行计划

为了确保经营决策方案的落实，一定要严格执行计划。在执行计划时应当注意做好以下几项工作：

1. 向企业全体职工讲明各项计划的编制情况以及实现计划的有利因素和存在问题，动员全体员工加强计划观念，明确员工执行计划的积极性。

2. 制定切实可行的措施，使计划指标落实到基层和个人，做到"千斤重担大家挑，人人头上有指标"。并做到长计划短安排，使计划的实现有更可靠的基础。

3. 健全经济责任制，使责任权利相统一，把完成计划任务的质量与经济效益相联系，调动人们完成计划的积极性。

4. 经常了解计划的执行情况，不断解决计划执行过程中出现的新问题。

（三）加强控制，及时反馈

在执行计划过程中，要以计划规定的目标为标准，经常对计划的执行情况进行检查分析，了解计划目标执行过程中是否有偏差；计划执行进度是否符合预定要求；执行计划措施是否合理；各业务环节在计划执行过程中是否协调、均衡等等。通过检查，及时修正执行过程中出现的偏差，保证计划目标的顺利实现。

在检查计划执行情况的过程中，对于发现的问题要及时反馈给决策者，使企业决策者能够根据实际情况调整原计划，或者及时作出新的决策，以使企业的经营活动更具有科学性。

复习思考题

1. 简述市场调查的概念、内容、程序、方法？
2. 美容市场预测的作用是什么？
3. 简述美容企业市场预测的内容、程序？
4. 美容企业市场预测的方法有哪些？
5. 什么是美容企业经营决策？
6. 简述经营决策的基本程序？
7. 经营决策有哪些类型？
8. 经营决策分析方法有哪些，如何应用？
9. 什么是经营计划？
10. 市场调查、市场预测、经营决策、经营计划的关系如何？

第三章

现代美容企业的管理

企业管理是指企业为了达到某一经营目标在企业内进行有意识有组织的活动。在实现企业管理活动过程中，要根据管理活动的客观规律性，运用企业管理的职能、基本方法和原理，保证企业管理活动的顺利进行。

第一节 企业管理概述

一、企业管理的概念

管理是一种对某一明确、切实的目标有意识、有计划的组织活动。在这个管理活动中始终贯穿着一个动态的协调过程。这个协调过程既要协调组织内外各种管理要素的活动，更要协调人与人的利益关系。同时，为达到管理目标的更高层次还需要创新活动。企业管理是指在企业内人们为了达到某一共同目标在企业内进行的有意识、有组织的指挥、协调和创新活动。管理的概念随历史的发展而有不同的内涵，在古典管理阶段是"协调"和"创新"。马克思指出："一切规模较大的社会劳动和共同劳动都或多或少地需要指挥，以协调个人的活动。一个单独的提琴手是自己指挥自己，一个乐队指挥是在指挥一个乐队。"马克思这里所说的指挥即指挥管理。

美容企业管理就是对美容企业所拥有的人力资源、财力资源、物资资源和信息资源进新有效的计划、组织、指挥、控制和创新，用最有效的方法去实现其经营目标，以提高效率，提高质量，达到最佳经济效益。

二、管理的性质

（一）管理具有两重属性

1. 合理组织生产力的属性

就是通过合理组织企业的劳动生产者，经过协作劳动达到一定的经营目的。作为企业无论是大企业、小企业，合理组织社会生产力是管理中最基本的一个方面。有人认为，大企业与小企业管理就如同衣服大小一样，都是衣服，只是大小而言，没有什么区别。然而，事实告诉我们各个企业都有其特殊性。美容企业中策划市场、行政事务等方面的工作都由企业管理者兼职，根据企业需要一般设置管理层次少。这充分体现了小企业在组织生产方面所要求的是直接简单、经济而又有效的管理。例如，有的美容企业根据服务需求，在调节生产能力上增加单一背部、颈肩部、头部按摩项目，对象是办公室工作人员，在午间休息时既能放松一下，恢复精力，又充分利用时间。他们的做法刺激原来非高峰期需求的增长，提高企业场地、设备利用率，增加企业效益。

2. 体现一定生产关系要求的属性

任何组织都不能脱离一定的社会环境而独立存在，它受到许多社会因素的影响，包括经济运行体制、法律法规制度、行政管理方式、思想教育模式以及民族文化传统、地区习惯差异等，这些社会因素变化都对管理有一定的影响。同在社会主义制度下，计划经济时代管理体制与市场经济管理体制是有区别的。

党的十五届四中全会确认了小企业是国民经济的重要组成部分，对繁荣经济作出了一定的贡献。为促进小企业发展，国家制定了一系列关于设立与终止、信用与担保、服务与管理、鼓励与支持等方面有利于小企业发展的政策。

美容企业属于小企业的范畴，在发展中必须适应各种社会因素对管理要求的变化，这样才能有利于企业的发展。

可见管理不只是一项单纯的组织生产力的工作，还应考虑影响生产力发展的有关社会因素对它的影响。

（二）管理是一门科学，也是一门艺术

管理学是一门实用的学科而不是纯理论学科，管理学是以探讨管理活动的一般规律为宗旨，它的研究对象是一定组织中的管理者及其管理活动。由于管理活动主要强调协调人与人之间的关系，因此管理艺术的应用也越来越具有浓厚的人际色彩。在美容企业中，不仅有管理者与企业员工之间的关系，更主要的是企业员工与消费者之间的关系，管理者、员工共同瞄准的对象是活生生的人——顾客。就美容行业来说，要有一批较稳定的顾客，俗称"回头客"，是我们争取业务量的一项重要工作。在第一章树立企业形象中已讲到在为顾客服务过程中，服务质量包括技术服务与周全服务态度，员工处理与顾客的人际关系是争取客源量的一种手段。经理起协助调节的作用。所以，美容行业管理的艺术与策略也更显灵活、变通与新颖。管理艺术已经成为经营成功的主要因素。

第二节　现代企业管理的职能

企业管理的任务要通过管理的职能来实现。企业管理的职能主要有计划职能、组织职能、指挥职能、控制职能、协调职能。

一、计划职能

计划职能是对企业的各项经济活动进行规划和安排，包括组织的宗旨、方针政策、目标、程序、规章、预算等的制定和实施等，它是企业管理的首要职能。

计划的制定一般有以下过程：

第一，筹建一个新企业时，可以向自己提出这样一类的问题：

（1）为什么这样做，原因与目的？

（2）市场需要什么，我的长处是什么，能做什么？

（3）怎样做，形式、方法和手段有哪些？

（4）发展规划、目标是什么？

在作出开办企业的决定后，应着手制定计划。首先分析自己的能力和财力，再根据市场的预测，寻找市场，确定地点、服务档次，制定组织计划、财务计划等。有两项计划的工作特别重要：①对市场调查、分析和研究，寻找服务层次、顾客所需服务项目，这样才能争取到客源，在市场上有竞争力。②在确定自己经营内容、规模大小的基础上，制定经费预算计划以及筹集以后在运作过程中所需的资金。

第二，在企业开办后，为使企业顺利发展，必须有自己的经营计划。一般来说，小企业发展都要经过三个阶段：起始运作阶段、发展阶段、成熟阶段。

在起始运作阶段是创业最艰苦阶段。为达到盈亏平衡，创业者往往要艰苦奋斗。为争取客源他们一方面坚持优质服务，另一方面做大量宣传和营销活动，如通过一系列营销手段和宣传，使人们意识到这个企业的存在，并有试一试的欲望。创业阶段往往需要半年到 1 年甚至更长时间，这一时期的各种宣传计划、促销计划、人员培训计划是创业的重点。

在客源量渐渐壮大，有了一批较稳定的顾客后，企业便进入了发展阶段。在发展阶段，一方面要珍惜巩固初级创业成果，另一方面要积极探索企业发展方向。这时又面临的问题是：①能否有能力发展新项目。②怎样才能提高现有服务质量。③员工分工的合理性。④能否降低成本。⑤发型、款式、质量能否跟上时代的潮流。

随着生产的发展，市场竞争也日益激烈，企业又面临许多需要解决的问题，企业又要制定适时的发展计划，如要提高技术力量，制定提高培训、跟踪培训计划有助于企业的发展和竞争。

企业管理者在制定计划时更需要的是分析和判断方面的知识和能力。如果没有一个经营计划而是让其自由发展，这就难免要失败。然而，有不少小型企业管理者往往忽略这些极为重要的方面，只注意生产技术方面，因此在他们开办小企业前就隐藏着失败的可能性。从企业开办后的沉浮中应认识到计划有助于企业的生产和竞争。没有计划就不能做到有目的地发展。不了解顾客的需要怎能争取到客源呢？因此，企业的筹建、发展一刻也离不开计划。

二、组织职能

组织职能是指管理者为了实现企业目标而对各种要素和人们在经济活动中的相互关系进行组合、配置的活动。企业通过计划职能所形成的目标和方案需要企业全体职工共同完成，同时有效的组织可以使美容企业经营各部门、各环节互相衔接，协调一致，使企业的人力、物力、财力实现最佳组合，取得最大的组合效益，实现企业目标。

组织职能的内容包括：

第一，建立组织规划图表，明确企业内部机构的设置、管理层次的划分及实现组织目标有关的工作及其主要负责人。明确上下级、同级之间的领导或协作关系，职责分明，信息互通，才能使整个企业形成一个协调运转的整体。

第二，具体分析企业人力资源。在合理开发和使用人力资源上，只有具体分析每一项工作和发掘企业中具备相应素质能力的人员，才能根据工作的需要和个人的具体情况进行分工，使人尽其才，充分发挥他们的积极性。同时，通过分析才能发现企业本身还缺少哪方面的专门知识的人才，或通过引进或临时雇用、兼职等方法来解决。

三、指挥职能

指挥职能是指管理者凭借权利和权威，对管理对象下达计划、发出指令，以有效地调度、引导和推动下级实现计划的活动。指挥按一定的组织层次自上而下地发出指示，使下级在执行任务前就明确指示的内容。在企业活动中可能出现偏离目标的现象，管理者应及时给予必要的指示调节，以促进经营管理活动的顺利进行。

指挥职能的内容包括：

第一，指挥的统一性、明确性。为保证企业整个经营管理活动协调一致、有条不紊地进行，应由自上而下地统一指挥。同一个下级在同一个时间只能对一个上级负责，而不能多头指挥，使下级无所适从。指挥要指令简明、准确，便于下级理解、执行。

　　第二，指挥的示范性。管理者每天的工作必须都达到"最佳化"的程度，不但要言教，更要以身作则。这种指挥是无声的，它要求职工在工作时认真对待每一件工作、尽心尽职。这种上行下效的作用是难以估量的。

　　第三，指挥的强制性与艺术性。指挥是要求下级必须无条件地贯彻执行，带有一定的强制性。指挥的对象是人，这就要求管理人员有高水平的领导方式，领导应及时地把职工所需的知识技能告诉他们，尽力帮助职工实现各自的个人目标，创造一个和谐、团结、友好、充满自信去争取目标实现的良好氛围，这是小企业获得成功的一个重要方面。小企业要获得成功就必须有一个有效的领导来指挥。

四、控制职能

　　控制就是保证自己和员工的工作和行为按照既定的计划和政策进行。控制职能就是对企业经营活动进行监督、检查和调节的全部过程，是达到预期目标必要的一种管理活动。如果没有控制，小型企业中的组织、计划、指挥也就无法得到保证。

　　控制职能的内容包括：预先控制、现场控制、反馈控制。

1. 预先控制

　　通过预算先进行控制，对可能导致不良结果的因素采取有效措施。只有这样才能把经营计划变为现实，才能转化为企业的效益。

2. 现场控制

　　一般美容经理在经营业务过程中常常在现场监督、检查，发现问题及时解决。现场监督、检查便于对每个职工工作作出较正确的评价，并有利于在增加工资、提升职务或工作调配方面进行决策。

3. 反馈控制

　　是把执行决策目标的结果以信息形式反馈回来，把结果与预期目标进行比较，分析差异产生的原因，随后采取措施纠正偏差并及时地把有关的信息、管理者的要求再传递给职工。

五、协调职能

　　协调是为了达到某一目标，对组织活动的各个环节不断进行调整，使组织活动协调一致、有序地进行的一种管理活动。

　　协调职能包括内部协调和外部协调、横向协调和纵向协调。

1. 内部协调

　　由组织者直接指挥、直接控制内部各部门、各环节以及组织内部人与人之间关系的协调。

2. 外部协调

指组织与其外部环境间的关系（如其他组织、公众、政府）的协调。企业对影响协调工作的许多因素是很难控制的。

3. 横向协调

指组织内外、左右之间平面式的协调。平面式协调是指组织内部同级和各部门之间的协调，以及组织同外部与其无任何领导与被领导关系的其他组织和公众之间的协调。

4. 纵向协调

指组织内外至上下的直线式协调。直线式协调指组织内部从上到下各级部门之间的协调，以及组织同外部上级主管部门和下级直属单位之间的协调。

协调是一种管理艺术和技巧，没有固定的模式和统一的原则，协调实质上就是处理好人与人之间的关系，始终做到尊重、关心人和理解人。在协调过程中，在讲求原则的前提下，也要体现相应的灵活性。因为任何事物都有其普遍性和特殊性，当环境和条件发生变化时，一味地强调原则也就难以达到协调目的。因此要把原则性和灵活性结合起来。大的方面依据已有的原则进行具体解决，又有一定的灵活性。在一定程度上可采取相互让步、调和的办法，使问题得以很好地解决。

上述五个方面的职能是统一的，不是孤立存在的，但各个职能又具有相对的独立性。计划职能是确定目标；组织职能是实现目标的组织保证；控制职能是保证企业活动沿着企业预期的目标轨道顺利进行；协调职能是对变化了的客观情况及时做出反应，并进行调整。在企业经营管理的不同进行阶段、不同环节中，各种职能的作用程度也是不同的。这五种职能必须全面运用，并根据本企业的实际情况有所侧重，才能把企业管理好。

第三节　现代企业管理的方法

企业管理的方法就是指企业为贯彻管理思想、实现目标、进行管理活动所采取的方法或手段。

管理方法和手段是现代管理的一个重要构成要素。从管理的过程看，现代管理具有决策、计划、组织、指挥、控制、协调等多项职能。每一项职能的实现都离不开一定的方法。例如，为实现管理协调职能时必须运用科学的信息技术、调查研究方法和处理人际关系等，从而保证控制职能切合实际，符合客观规律。因而，管理方法和手段是实现管理目标的途径，任何违反客观规律的方法都会在实践中失败。企业管理方法很多，但最基本的方法有经济方法、行政方法、法律方法、教育方法。

一、经济方法

经济方法是企业管理的主要方法，是根据经济规律的客观要求，依靠经济组织，运用经济杠杆和经济手段来管理企业的方法，是运用价值规律和与物质财富形式的直接联系来组织、控制、调节和监督社会活动，以价格、成本、利润、工资、奖金、罚款等形式来调节各种不同经济利益之间的关系。其实质是贯彻物质利益原则，用符合经济规律的措施来处理各种经济关系，调动各方面的积极性。

经济方法的特点是以经济利益来指导和调节各种经济关系，不是靠行政命令的直接强制力，而是以物质利益去调动企业和职工的积极性。

在美容企业中，用经济方法管理企业是以对价值规律的认识和运用为基础，采用激励和诱导相结合的形式进行的。第一，企业是市场的主体。美容企业在处理各方面的经济关系时，价格是价值规律的主要体现者，是反映供求关系的最有效的经济调节方式之一。在市场经济体制下，必须建立合理的价格体系及价格管理体制，它是企业进行经济核算重要的经济杠杆。第二，要认真实行按劳分配原则。在确定劳动报酬、处理物质利益时，以贡献大小为依据，多劳多得，激励员工的工作积极性和创造性。

采用经济方法管理企业有利于促进企业积极利用自身的经营条件，以提高经济效益为目标，灵活多样地开展经营活动；有利于促进职工主动从物质利益上关心企业经营成果；有利于加强经济核算、提高经济效益。

但是，经济方法并不是万能的，运用不当也会产生本位主义、个人主义等不当行为。因此，实施经济方法管理企业的同时，必须与行政手段、思想政治工作结合起来，这样才有利于各种经济方法发挥作用，达到最佳的管理目的。

二、行政方法

现代管理中的行政方法就是依靠行政组织的隶属关系，通过行政指令手段、行政程序和行政技术方法，贯彻管理思想和执行管理职能。它对管理对象不是提出建议，也不是间接地施加影响，而是直接指挥和控制。运用行政指令手段表现为：第一，强制性。即上级下达的命令必须坚决执行。第二，直接性。行政指令手段是以直接方式对管理对象发挥作用，对横向关系一般无约束性。第三，明确性。行政指令必须明确、具体细致，以便执行。第四，划一性。行政指令统一目标，统一行动，具有一致性，以保证管理的统一。第五，灵活性。行政指令手段在某种程度上可由上级管理者根据下级不同具体情况，灵活处理和解决各种问题。

行政程序是指整个行政管理过程中所采用的工作步骤。计划－调研－决策是现代的宏观行政管理一般步骤，计划－决策－执行－监督－考核－反馈可以保证政策的正确及顺利实施。

行政管理中采用的技术方法是指在管理过程中所使用的具体方法。传统的行政技术方法有：①通过调研认识问题方法：如"解剖麻雀"、"开诸葛亮会"、"走马观花"和"下马观花"等方法；②通过实践解决问题方法：如"蹲点"、"抓主要矛盾"、"统筹兼顾"、"抓两头带中间"等方法。现代的行政管理方法是以现代数学、信息论、经济学、财会学、社会学、心理学、计算机科学等与管理科学密切相关学科为基础而形成的一整套行政管理方法。

三、法律方法

法律方法就是把企业管理中比较稳定、比较成熟、带有规律性的经验用立法的形式规定下来，用以调整企业之间以及企业内部的经济关系，以保证企业管理的各种经济政策、经济制度、经济方法的实施。企业在经营管理过程中经常会碰到由于各种原因引起的经济纠纷，要使这些纠纷得到迅速、公正、准确的解决，在教育方法、行政方法失效的时候，只有通过法律程序。经济立法的目的在于用法律明确规定各种利益关系，做到有章可循、有法可依，对违背法律所规定的经济行为加以制裁。在法律面前，不论职位高低，凡触及法律，给国家、企业和个人造成经济损失的都将受到有关法律规定的制裁。法律是防止某些人利用职权破坏国家、企业和个人利益的有效手段。经济方法及教育方法都不具有这种强制性。法律手段能够面对整个管理系统并采取相应措施，如追返原物、赔偿损失、没收财产、罚款直至依法惩处。

法律手段建立完善了市场经济管理机制，保证了市场经济秩序稳定，使市场经济得以顺利发展。

四、教育方法

现代管理对人的精神因素的重视是一个普遍趋势。教育方法就是采取多种形式对员工进行教育、培养和训练，提高员工的政治素质和业务素质。在美容企业管理中，要对员工进行党的路线、方针、政策的宣传和共产主义理想前途教育，爱国主义、集体主义教育，民主法制和纪律的教育，要针对各种错误思想、没落的意识形态和思潮展开思想工作。对员工在政治、工作、生活、家庭、社会等方面面临的困难和问题及时做好疏导工作，使每一位员工能全身心地关心企业，愉快地工作、生活。要加强对专业知识及相关学科的培训，使每一位员工能熟练操作技能，并掌握新的技巧，赶超先进技术水平。只有在经营管理中运用教育方法提高员工的素质，才能使经济方法、行政方法、法律方法收到更大的成效。

第四节 现代管理的原理

管理原理是管理实践经验的总结和概括，反映了管理活动的客观规律。管理由经验阶段上升到科学阶段后，吸收了其他学科的成绩，总结出了许多基本原理。主要包括：系统原理、整分合原理、能级原理、弹性原理、动力原理以及反馈原理等。

一、系统原理

系统是由互相依赖、互相作用、互相制约的各种因素结合而成的有机体，它处于一定的环境中，具有特定的功能。

系统原理认为，管理也是一个系统。社会一切事物都是互相联系的，互相联系着的事物构成一个系统。要实现管理目标，必须对企业经营管理活动及其要素进行系统分析、综合治理，这就是系统原理。社会是一个系统，美容企业也是一个系统。在美容企业中，对每一部门每一方面都应以企业系统中的子系统来看待。在美容企业管理中运用系统原理，应当把握系统的以下特征：

1. 目的性

每个系统都有明确的目的，不同的系统有不同的目的。系统的结构是按照系统的目的组织和调整的。美容企业应以经营为中心来明确各部门任务，在同一系统中，各部门实现目的应为系统总目的服务，下一层次目的为实现上一层次目的服务。系统在运行中应该发挥调节功能，才能保证企业的经营活动步调一致。

2. 整体性和相关性

一个系统是由两个或两个以上的子系统所构成。系统内的各个要素之间是相互依存、相互制约的。各子系统的作用和效益都会影响整个系统的作用和效益。但各局部的最佳并不能保证整个系统的最佳，整个企业的最佳效益是各个局部紧密配合、综合平衡的结果，整体的作用和效益大于各局部简单相加之和。

系统原理强调在保证整体作用和效益的前提之下，安排好局部的活动。否则会出现本位主义或自由化倾向，降低企业整体的作用和效益。

3. 环境适应性

系统是相对封闭的，具有内部调节和发展能力；它又是相对开放的，存在于一定的环境即更大的系统之中，经常与外部环境产生物质、能量和信息的交换，以适应外部环境的变化。随着当前改制、搞活经营形式的发展，认识并掌握瞬息万变的客观环境、灵活经营、灵敏地适应复杂多变的社会需求成为企业生存发展的关键，也是企业经营的重要任务之一。

二、整分合原理

整分合原理指进行企业管理必须在整体规划下明确分工，在分工的基础上有效综合。

整分合原理有以下三点：

1. 整体观点是大前提

管理工作必须从整体出发，充分了解整体全貌及其运动规律，否则分工必然会混乱而盲目。

2. 分工是关键

企业内部的分工就是把一个统一的劳动过程分为若干个相对独立的专业劳动，并把劳动者分别安置在各个岗位上，井然有序地工作。如果分工不明确或没有分工，秩序混乱，就不利于提高效率和调动积极性。

3. 综合组织

综合是企业各部分协作所达到的结果。分工固然重要，如果只分工无协作，分工的结果就会导致各自为政，破坏了系统的整体性。因此必须进行强有力的组织管理，使各个方面同步协调，有计划、按比例地综合平衡发展，达到最佳效益的综合协作。

美容企业可以在经营管理的各个方面运用整分合原理。在组织结构方面，可以按经营管理的顺序分工，按管理要素分工，按管理的层次分工；在目标管理方面可以把企业总目标细分为若干具体目标，层层落实，环环相接，以实现企业总的目标；在规范方面，企业要有总的完整配套、形成体系的规章制度。各部门的规章制度原则上服从企业总体规章制度，也可以根据部门具体情况增减。

三、能级原理

能级是现代物理学的概念。能量有大小，把能量按大小排列，犹如阶梯，就叫能级。在管理系统中建立一套合理的能级，按单位人员在企业中发挥的能量大小来确定其地位和任务，做到才职相称，才能充分发挥不同能级的能量，保证结构的稳定性和有效性，提高效率。

运用能级原理要考虑到能级的确定性，必须保证管理结构的稳定性。要考虑对不同能级应授予不同的权利，担负不同的责任，各级管理者在其位、谋其政、行其权、尽其责，充分发挥各能级的作用。

同时，还必须考虑现实各管理能级的动态对应。人的才能不是静止不变的，过去能胜任工作不等于今天或今后永远胜任。因此，在实践中要根据发展变化情况进行相应的调整，实现各类管理能级的动态对应。

四、弹性原理

由于管理所面临的问题复杂多变，而对某些问题的认识往往事先不能精确估计又需要一个过程，所以管理必须在坚持原则的基础上保持一定的弹性，及时适应客观事物的变化，有效地实现动态管理，这就是弹性原理。

现代企业之所以要遵循弹性原理是由现代企业所处的内部条件和外部环境决定的。企业内部各要素受企业外部客观经济条件的制约和竞争对手的挑战，而企业外部环境也存在千变万化的不可控因素，因此在管理上必须留有余地，保持可调节的弹性，才能适应情况的变化，才能实施有效的管理。

企业制定经营计划时运用弹性原理，可设计出应付不同情况、反映不同费用和盈利水平的几套方案，包括达到最高目标位、一般目标位、最低目标方案。对于管理规范、管理活动定出允许波动的上下控制线，超过这个控制界限范围内的差异必须查明原因，进行调整，这就是管理中运用了弹性原理的积极弹性。在管理中不应采取消极弹性，消极弹性的特点是"留一手"，如指标压得低一些，资金留得多一些；而积极弹性是遇事"多一手"，如实现准备好的多个方案，经营中充分发挥人的智慧，进行科学的预测，不仅在关键环节保持可调性，而且事先预备好了可供选用的多种调节方案。因此，我们在管理上要严格划分积极弹性和消极弹性的界限。

企业在管理中对某一环节或局部工作要保持可以调节的弹性，以便能及时而灵活地处理各随机事件。企业应实行多元化经营，多方面扩大经营业务和经营品种，以便及时发现和利用市场机会，充分利用企业资源并减少风险，也是经营中的一种具有弹性的策略。

五、动力原理

动力原理的对象包括企业管理中人力、财力、物力，其中人力是第一要素。要充分发挥员工的积极性，必须采取有效科学的方法，对企业人员施以刺激，引起其心理动机的变化，使之产生所期望的行为反应。运用动力原理也就是利用物质动力、精神动力和信息动力来激发人的潜能，把人的精神状态调节到最佳，更好地调动人的积极性、创造性，以达到企业管理目标。

物质动力指企业及其职工的物质利益和社会经济利益。根据企业的员工劳动成果大小，实行必要的物质奖罚措施，运用经济杠杆促进发挥员工积极性是有效的，但也不是万能的，如不恰当运用物质动力也会产生副作用，所以必须注意在运用物质动力时还应发挥其他动力作用。

精神动力指精神激励，包括榜样激励、荣誉激励、目标激励。通过树典型榜样激励群众学先进；通过授予荣誉给员工，满足员工的心理需要，使其认识自己的价值。通过目标的设置激发人的动机，指导人的行为，使员工的需要与企业的目标紧密地联系在一起。合理的目标对人具有诱发、向导、激励行为的功能。正确的激励方法能够激发人的正确动机，调动人的积极性与创造性，充分发挥人的智力潜能。

信息动力在企业管理中有着重要意义，企业及其员工获得外部社会政治、经济、文化和科学技术的信息越多，眼界越开阔，头脑越灵敏，就能不断跟上时代步伐，推动企业不断进步，提高管理和技术水平。在现代企业中运用信息动力是提高管理水平的有效途径。

在企业管理中运用动力原理要综合协调这三种动力。根据不同时间、条件和对象，有针对性、有侧重点地选择不同动力，而不能定量齐观，应着眼于动力的持久性。

六、反馈原理

反馈原理指系统的一部分输出信息返送到输入端，以此调整未来的行动，实行有效的管理。它促使计划不脱离实际，又保证计划得以贯彻到实际中去。在美容企业管理中普遍运用这一原理。美容企业收集顾客信息，听取顾客意见，促使顾客再次来消费，是经营中争取客源的主要手段。信息反馈可以使企业获得内部和外部的各种信息，以便按照市场和消费者的需要组织经营，增设项目，改善服务质量，提高技术技艺水平。

企业管理中对反馈的基本要求是：

一是准确。对来自企业内部、外部的各种信息要去粗取精，去伪存真。在获取准确信息后才能做好决策工作、调节工作。如果信息不准确会产生误导，变成瞎指挥。

二是灵敏。反馈信息的价值在于它及时地反映管理对象的实际状态。时间耽搁愈久，价值愈小，利用这种反馈信息的效果也就越差。

三是适用。对来自不同方面、不同详略程度、不同数量的反馈信息，既要避免信息匮乏，也要防止信息庞杂，考虑决策调节时要结合本企业的具体状况，从本企业实际情况出发，作出最适合的决策，以提高企业效率与效益。

第五节　人力资源配置

人力资源配置是对人力资源进行恰当有效的选择、考评和培养，其目的是为了以合适的人员去充实组织结构中所规定的各项职务。人力资源的合理配置不但有利于组织充分挖掘劳动力潜能，节约使用劳动力，降低人力成本，而且也为组织不断地改善结构、提高劳动生产率提供了条件。

一、人力资源配置的目的

人力资源配置首先要满足组织的需要，同时也要考虑满足组织成员个人的特点、爱好和需要，将合适的人安排在合适的岗位上。因此，人力资源配置的目的可以从组织和个人这两个方面来理解。

（一）满足组织的需要

1. 达到组织系统正常运转的目的

组织系统要有效地运转，必须使机构中每个工作岗位都有合适的人去占据，这是人力资源配置的首要目的。

2. 为组织发展准备干部力量

组织是一个动态系统，它处在不断变化的社会环境之中。同时，组织目标、组织的内容以及结构也必须随着环境的变化而适当调整。因此，在组织配置人力资源时，不仅要考虑目前机构人员的配置，还要考虑机构可能发生的变化，为组织以后的发展准备和提供工作人员，特别是管理干部。组织可以通过使用来培训未来的管理干部。

3. 维持成员对组织的忠诚度

对一个组织来说，人才流动虽然可能给组织带来人才竞争的环境，也能给组织带来新的活力，但也给职工队伍带来了一定的不稳定性，出现离职问题，特别是优秀人才的外流，往往使组织几年的培训费付之东流，而且破坏了组织的人事发展计划，甚至影响组织发展过程中的干部需要。因此，要通过人力资源配置，建立留住优秀员工的机制。

（二）满足员工的需要

1. 通过人力资源配置，使每个人的知识和能力都能得到公正的评价、承认和运用。

2. 通过人力资源配置，使每个人的知识和能力不断发展，素质不断提高。知识与技能水平的提高不仅可以满足人们较高的心理需要，而且往往是通向职业生涯中职务晋升的阶梯。要通过人力资源配置使每个人都能看到这种机会和希望。

二、人力资源配置的原则

人力资源配置是为每个岗位配合适的人，这就首先需要满足组织的要求，同时也要考虑组织成员个人的特点和需要，将合适的人安排在合适的岗位上。因此，组织人力资源的配置必须遵循以下原则。

（一）因事择人的原则

这是人力资源配置的首要原则。因事择人就是要求按岗位的需要派合适的人员，即选派的人员必须具备相应岗位的知识和技能。

（二）经济高效原则

人员配置必须做到精简、高效、节约，以先进合理的定员标准为依据来确定人员数量；在组织中提倡兼职，鼓励员工一人多能；一定范围内简化业务手续，减少管理层次，精简机构等。

（三）量才启用原则

随着科学技术的发展，计算机的广泛应用，客观上要求新的职位有与之相适应的人员。不同的人具有不同的能力和素质，只有根据人的特点来安排工作，才能使人的潜力得到充分发挥，使人的工作热情得到最大限度的激发。

（四）人事动态平衡原则

即应合理安排各类人员的比例关系。包括合理确定直接生产人员和非直接生产人员的比例、基本生产工人与辅助生产人员之间的比例以及各个工种之间的人员比例等。但随着环境的不断变化，工作人员的能力和知识也在不断提高和丰富，因此，人与事的配合也需要进行不断地调整。在调整过程中应注意尽量让能力强的人去从事更高层次的工作，担负更多的责任，让能力不符合职务要求的人有机会从事力所能及的工作，力求人尽其才，实现人与工作的动态平衡。

三、人力资源配置的方法

（一）合理确定人员需要量

组织在一定时期内所需要的人员数量取决于生产、经营、管理、服务等方面的工作量与各类人员的劳动效率。它的配置是在组织设计的基础上，根据职务数量、职务类型来确定的。常用的方法有：

1. 效率定员法

即按劳动定额计算定员的方法，适用于一切能够用劳动定额表现生产工作量的工种或岗位。

2. 设备定员法

根据完成一定的生产任务所必须开动的设备台数和班次，按单机设备定员计算编制定员的方法。

3. 岗位定员法

即按岗位定员标准、工作班次和岗位数计算人力资源配置的方法。

4. 比例定员法

比例定员法是以服务对象的人数为基础，按定员标准比例来计算编制人力资源配备的方法。

5. 职责定员法

职责定员法是按既定的组织机构和它的职责范围，以及机构内部的业务分工和岗位职责来确定人力资源配备的方法。影响职责定员的主要因素一是管理层次；二是机构设置与分工；三是工作效率。在实际管理工作中应努力提高人员素质，强调一专多能，一人多职，简化业务手续，使常规工作程序化、标准化、规范化。

以上五种人力资源配置方法在一个组织中同时使用、互为补充。

（二）选配人员

为了保证担任职务的人员具备职务和分析中要求的知识和技能，必须对组织内外的候选人进行筛选，作出最恰当的选择。如果把不合适的人安排在不合适的岗位上，对组织、对个人都会带来灾难性的后果。因此必须研究和运用一系列科学的测试、评估和选聘方法，以选拔合格的人才。

（三）制定和实施培训计划

组织中的员工，特别是管理人员的培训是人员配备过程中一项重要的工作。培训既是为了适应组织技术变革、规模扩大的需要，也是为了实现成员的充分发展。因此，要根据成员技术、活动、环境等特点，利用科学的方法，有计划、有组织、有重点地进行全员培训，特别是有发展潜力的未来管理人员的培训。

复习思考题

1. 什么是企业管理？什么是企业管理的两重性？学习管理两重性有何现实意义？
2. 现代管理原理包括哪些内容？
3. 什么是系统？系统有哪些特征？
4. 在企业管理中，如何运用整分合原理？
5. 在企业管理中，如何运用能级原理？
6. 动力原理有哪几种模式？联系实际谈谈如何在管理中应用动力原理？
7. 在企业管理中对反馈的基本要求有哪些？
8. 企业管理的基本职能包括哪些内容，它们之间的相互关系如何？
9. 在企业开办前后如何运用计划职能？
10. 企业管理有哪几种基本方法？

第四章
现代美容企业的市场营销

第一节 市场营销概述

一、市场营销观念的由来

市场营销观念是企业组织市场营销活动的指导思想。它是在商品生产和销售领域里产生，随商品经济和市场竞争的发展而逐步形成，并拓展到服务领域。在西方经济发达国家，它是由生产观念、推销观念演变而来。

（一）生产观念

20世纪30年代以前资本主义的经济和技术落后，社会产品供应不足，企业一般生产的品种比较单一，消费者没有太大的选择余地。这时，企业的指导思想就是生产观念，它是从企业得到迅速发展出发，"我能生产什么就卖什么，消费者就买什么"。消费者没有选择的余地。企业的目标主要是增加产量，降低成本，在消费上不需花费多大功夫。美国福特汽车公司就是当时这种生产观念的典型代表，该公司创办人福特曾说："不管顾客需要什么颜色汽车，我只有黑色的。"由于当时汽车供应量不足，清一色的黑色汽车照样卖出去。

（二）推销观念

20世纪30年代以后，资本主义国家爆发了严重的经济危机，产品堆积如山，工厂停工减产，大量工人失业，商店纷纷倒闭，幸存下来的企业面临十分严重的销售问题。在这种情况下，许多企业开始用推销观念指导经营，不再坐等顾客上门，而是运用广告和推销技巧来推销产品。采用推销观念的企业虽然开始重视销售，把注意力转向市场，但仍然停留在现有产品生产出来后再推销出去的阶段，在观念上仍然是先生产后销售，只是生产观念的延升，没有发生质的飞跃。

（三）市场营销观念

20 世纪 60 年代以后，由于科学技术和社会生产力的迅速发展，物质产品不断丰富，供大于求的买方市场已形成并走向稳定和成熟。在激烈市场竞争情况下，谁拥有顾客，谁就能生产和发展。以顾客为核心的市场营销观念随之产生。这种观念的具体表现是："顾客需要什么就生产什么，销售什么。"它要求企业从顾客和消费者的需要出发，生产消费者满意的产品和提高服务水平，通过满足消费者的需要来实现企业提高经济效益的目标。

随着生产力的发展和社会的进步，服务性企业也得到发展，不论是根据收入还是根据雇员数量来衡量，西方国家经济的 60% 以上都是服务性部门。十几年前，对服务行业的企业来说，竞争并不重要，但现在许多服务部门的竞争以惊人的速度逐步升级。

在过去 20 年之中，中国美容业发展速度惊人，迄今已有美容院超过 120 万家，从业美容师 600 多万人。但许多企业不成规模，难成气候。稍微大一些的美容院也缺乏先进的经营管理。中国加入 WTO 之后，美容业遭到巨大的冲击，更多的外国化妆品随着关税的降低大量涌入。因为有利可图，国外美容企业会更多地将业务延伸到中国。因此，面对激烈的市场竞争，美容企业应树立市场营销观念，要树立无条件服从消费者需求、视消费者为真正上帝的观念。

二、市场营销的功能

按照市场营销观念的要求，美容企业市场营销活动具有以下四项功能。

（一）了解顾客需求

满足顾客需求是企业营销活动的基本指导思想，它要求企业必须花大力气搞好市场调研，将顾客需求作为起点，尊重消费者，方便消费者，掌握各类需求的特点、现状及其发展趋势。在了解顾客需求的同时，还要了解竞争对手的情况。

1. 尊重消费者

在市场营销观念指导下制定销售策略，首先就应该体现出尊重消费者需求的权利。消费者需求的权利主要表现为：选择美容品种的权利；对美容有特殊需求的权利；要求美容安全可靠的权利；掌握美容知识的权利等。消费者这些权利会因为他们的收入水平、民族、风俗、性别、年龄的不同而出现差异。例如，收入水平高的消费者需求高档美容消费；不同民族的消费者需求不同的美容形式。制定销售策略要根据他们不同的需求权力，满足他们的不同需要。在美容销售中，高档服务品种和一般服务品种的并存是对不同收入水平消费者需求权利的尊重；传统美容品种与创新美容品种的并存是对不同兴趣、爱好的消费者需求权力的尊重。只有对消费者需求的权利给予尊重，才有利于满足各种消费者的需求，扩大美容销售。如果在销售过程中无视消费者需求的权利，而是从企业的方便出发，将不利于企业提高经营收入。

2. 方便消费者

现代市场销售策略只有体现了方便消费者这一精神，才有利于扩大经营收入。满足消费者方便的要求就必须在服务网点设置、美容品种、营业时间和价格起点上加以考虑。

为了使消费者感到接受服务方便，服务网点设置必须合理，美容品种应当齐全，营业时间要适当延长，价格起点必须降低，这样才有利于消费者的消费，从而扩大经营收入。

满足消费者服务周到的需求要从服务的各个环节考虑，为顾客提供美容知识，帮助顾客选择美容方式，提供优质服务，使消费者感到自己的要求得到了满足，从而促进美容销售。

（二）指导企业服务

为了做到通过满足顾客需要来实现企业目标，必须使企业的经营活动与顾客需要协调一致，并能根据市场需求的变化做出调整。因此，市场营销的第二项功能就是将顾客需求和竞争者的信息不断反馈给决策部门，为企业的经营决策提供可靠的依据，使企业在美容品种、质量、价格、服务时间等方面都能与顾客需要相适应。这就是说，除了了解市场之外，企业还要根据市场需要，扬长避短，设法提高应变能力，做到适应市场。

（三）开拓服务市场

适应市场不是被动地反应，而是主动地发掘和扩大消费者对企业服务的要求，这就是市场营销的第三项功能——开拓服务市场。要实现这项功能，一是从深度上开拓市场，即在现有市场上进一步挖掘潜在需求，利用各种营销手段稳定老顾客，争取新顾客；二是从广度上开拓市场，即在其他地区设立新的美容连锁企业，使企业服务范围逐步扩大，壮大企业实力。

（四）满足顾客需要

销售策略只有尽可能满足消费者的各种需求，才有利于扩大服务销售。有的消费者喜欢固定的美容方式，有的消费者喜欢新奇的美容方式，只有满足了消费者这种新奇感的要求才能扩大营业收入。美容企业为了消费者的这种要求，除了向市场上投放高级美容品种和创新品种以外，还要在制定销售策略中充分发挥宣传作用。例如，通过广告宣传介绍新型美容品种的优点，调动起消费者的新奇感，促进服务销售。所有上述这些只有牢固树立了市场营销观念才能自觉做到。

第二节　企业与顾客关系的生命周期

美容企业是服务性企业，企业营销应当着眼于企业与顾客的长期关系。只有保持与顾客的亲密、长期关系，对顾客给予承诺、兑现承诺，才能赢得顾客的倾心钟情、重复光顾。

美容企业今天面临着越来越大的竞争压力，必须面对不断变化的环境。消费者的信息更灵通，选择性也更大，保留主顾已经成为美容企业的主要任务。

使消费者成长为长期顾客的办法是很多的。使不满意者满意，加强同顾客接触，请顾客参加企业活动，这些都是企业为保留住自己的顾客而采取的办法。企业不仅要留住顾客，而且还要使顾客增加和通过宣传招来新顾客。

如果把顾客定为相互关系中的伙伴，那么企业建立、巩固和增进与顾客的关系就意味着下面三个方面的内容。

1. 企业与顾客首次发生接触，于是产生相互关系。

2. 企业巩固与顾客的现有关系，以促使顾客愿意继续接受企业的服务。

3. 企业增进与顾客的现有关系，以便促使扩大这种关系的内容，例如介绍其他消费者到本企业来消费。

这三种情形都不同于通常的组合营销观点，因为与顾客建立起相互关系需要的是良好的相互之间的沟通和理解，这就需要具备搞好人际关系的人才和技巧。巩固与顾客的关系，优质服务必不可少；增进与顾客的关系，灵活的促销手段绝对必要。在这些方面，如果企业具有良好的口碑和形象，那将大有裨益。

每一位顾客都与企业构成了特定的相互关系，对此企业必须加以发展和巩固。这种企业与顾客的关系不是天上掉下来的，而是要经过企业的艰苦努力才能建立。企业与顾客的关系发展过程可以看成是一种有生命的周而复始的现象，这就是企业与顾客关系的生命周期概念，如图4-1所示。

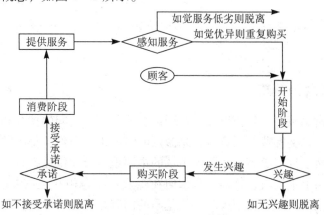

图4-1　企业与顾客关系的生命周期图

　　一个潜在的顾客最初并不了解企业及其服务，那么，他这时处于企业与顾客关系生命周期的初始阶段。如果某位顾客具有某种需求，而且感到企业能提供服务来满足自己的需求，那么，他就进入了企业与顾客关系生命周期的第二阶段，即购买过程。

　　在购买过程中，这位潜在的顾客会将企业提供的服务与自己的需求和准备的价格进行比较，如果他认为企业的服务达到了自己的要求，或者高于自己的要求，那他就会试用这种服务，亦即购买。这使得顾客进入企业与顾客关系生命周期的第三阶段，即消费过程。在这一过程中，顾客可能会观察企业是否有能力解决他的具体问题，是否有能力提供他所需的服务。在顾客眼中，企业提供的服务应该具有技术质量和功能质量。如果顾客感到满意，就有比较大的可能性继续发展与企业的关系，而且顾客只要有需要就会再来光顾企业，接受企业服务。反之，顾客不满意，这种关系也就到此为止。

　　顾客可以在三个阶段中的任一阶段离开这一周期，也能停留在周期之中并进入下一阶段。在经历消费过程之后，顾客既可以离开，也可以决定再次接受企业服务。显而易见，企业的服务质量和企业的营销努力会对顾客的决定产生重大影响。

　　顾客在企业与顾客关系生命周期里所处的阶段不同，企业应该利用的营销手段和营销活动也就不同。在初始阶段，营销的目的是在潜在的顾客中激起对企业及其服务的兴趣。而在第二阶段，即在购买过程，则应该把顾客的兴趣转变成购买行动。这里关键是顾客能否接受企业的承诺，这需要在双方接触时企业的一线员工具有相当强的营销能力和高超的服务技艺。在消费期间，只有顾客确实体验到企业有能力解决他的问题，才能成为回头客，免费为企业做广告，才能有慕名而来的新顾客。

第三节　关系营销策略与美容销售

一、关系营销策略

所谓关系营销策略，是指以发展和增进企业与顾客之间的持久和谐关系为目标的长期营销策略。在美容业市场竞争日趋激烈的情况下，虽然争得新顾客不无重要，但留住老顾客仍然是许多美容企业图谋市场的主要策略。要留住顾客，就只能在搞好企业与顾客的关系上下工夫，这样一套如何在企业和顾客相互关系方面下工夫的方法，就是关系营销策略。关系营销策略中最基本的内容是接触式营销，即在服务的买卖双方发生接触时，企业员工处处从营销需要出发，利用有形无形的条件，满足顾客的需求和爱好，以便做到让其慕名而来、满意而归、愿意再来，并主动向亲朋好友做正面的宣传介绍。在接触式营销活动中，起决定性作用的是对关键时刻的经营管理。例如，在顾客进门时，美容企业要制定规范的服务措施，加强这些关键时刻的营销管理。如果企业对关键时刻的经营管理不好，随随便便、马马虎虎地把顾客打发了事，那就白白浪费了这种做广告、搞营销的黄金时间，这是企业用任何其他的广告宣传、公关工作都无法弥补的损失，再也没有其他的办法能将顾客和企业拉到一起。因而，美容企业实施任何营销策略都要首先重视和利用关系营销策略；而在关系营销策略中要重视和利用接触式营销活动；在接触式营销活动中应当强化对关键时刻的经营管理。不这样考虑问题，企业的整个服务经营策略就会缺乏实效。

一般来说，企业要新赢得一名顾客，并最终促使其下决心购买企业的服务，这样花的成本要比简单地留住一名顾客、促使其重复光顾企业大得多。有人做过粗略的计算，新发展一名顾客所花成本一般是留住一名顾客的 7 倍，而要重新赢得心怀不满的老顾客的信任所花的代价则为简单留住一名顾客的 25 倍。因此，美容企业在实行接触式营销策略时要采取切实可行的措施赢得顾客。

二、美容销售

美容企业要把营销看成企业与顾客之间发生周而复始的联系过程，如图 4 - 2 所示。

企业要设法将顾客留在这个周期内，必须明确顾客究竟是处于哪一个阶段，然后针对这一阶段顾客的需要，采取恰当的营销方法和手段去接近和留住顾客。首先要注意的是，企业如果许下承诺而把潜在的顾客拉到了这个周期内，但又不能兑现承诺，

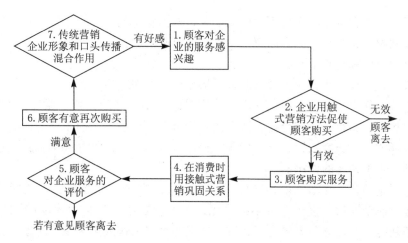

图4-2　美容企业营销周期图

那么潜在的顾客就有可能在任何阶段自行离去，而且会随之发出若干不利于企业的口头信息，说企业如何欺骗了他；其次，有时候即便企业兑现了自己的承诺，但由于没有管理好一线员工与顾客的接触，无视对顾客消费过程的管理，给顾客留下了恶劣的印象，顾客也会愤然离去；再次就是顾客的行为会受到外界的影响，比如亲朋好友的劝诫就极有可能打消顾客的购买念头；最后是竞争对手如果许下的承诺比本企业多，也会把顾客拉走。所谓承诺多，一般是指服务态度好，技术质量更高或者价格更低。针对可能出现的这些问题，企业应制定切实可行的预防措施，以尽可能地减少不利因素造成的损失。主要应从以下几个方面着手。

（一）进行有效宣传

美容企业要进行有效的宣传，首先必须明确宣传的目的是什么。是为了吸引顾客而宣传，还是为了稳定顾客而宣传。有的美容院虽然一年中宣传了很多次，张贴了许多宣传标语，却没有明显的效果，主要原因是宣传目的不明确，宣传的内容难以吸引顾客。美容企业宣传的方法主要有广告宣传和行动宣传两种。

1. 广告宣传

广告宣传有两种表现方法：一是形象广告，二是具体的工作表现广告。所谓形象广告，是采用对比化妆品宣传的方法，即在风景照片等图画的一角附上商品的照片，表现商品形象的方法。比如，有一个美容的广告是以巴黎风景照为背景，然后标上其化妆品等材料全部从法国进口，这就是形象广告。所谓具体工作表现广告，就是将美容企业开业几周年，从何时开始设立美体部等内容制作成广告，以一些具体的工作表直接作为宣传的一种方式。

为了使宣传在顾客心中留下深刻的印象，根据宣传的目的，一方面形象广告要在心理上强烈感动顾客，另一方面宣传的内容要有吸引力，要能在顾客心中留下强烈的印象，这两方面都是很重要的。

一般来说，在宣传企业的技术时采用形象广告，在宣传推销、费用、纪念活动时采用具体的工作表现广告。在设计广告内容时要根据顾客的需要，激发顾客的兴趣，从而吸引顾客。如有的美容企业在散发的宣传卡片上记载了当前季节的保养方法和化妆品的选择方法等美容知识，有许多顾客把这些卡片小心地保存起来备查，这样的宣传就起到了吸引顾客的作用。

为了稳定顾客，在不同的地区要做不同方式的宣传。如在商业街地区，一般来说，顾客的流动性大，宣传对象不只是固定客源，要注意对自由流动的顾客进行宣传，开拓新客源。在办公大楼地区，宣传要以办公室工作人员为主要对象，特别要注意宣传时间上的方便性（预约制、技术、速度、服务等）。在住宅区要注意对顾客宣传服务热情、方便，给予顾客良好的印象。

2. 行动宣传

有的美容企业为了开拓客源，做了多种形式的宣传，但在向顾客调查宣传结果时，却发现大部分顾客都是经由熟人或者亲戚介绍才来美容院的。大家都认为电视、报纸、宣传广告的宣传力量大，但美容业却不同，顾客与顾客之间所建立的口碑影响力更大。因此，美容企业开拓客源最基本、最重要的是平时店内活动，通过店内活动向顾客宣传服务和美容技术，给顾客良好的印象，以此加强建立口碑的宣传结果。

美容企业在依靠技术的同时，还必须依靠服务来满足顾客的要求，让顾客感到心情舒畅。不同顾客的需求不一样，如很忙的顾客则希望美容师手艺高超且动作迅速；时间宽裕的顾客则希望得到悠然自在的服务。因此，美容企业的员工要研究不同顾客的需求，提供顾客满意的服务。

（二）顾客的组织化

从企业规模来看，一般美容院都是小规模的企业，员工人数在 5 人以下的大约占总数的 80% 以上。大多数美容企业都是以区域顾客为对象来经营的，所以确保固定客源是十分重要的，而开拓新客源更为重要。在条件允许的情况下，可以实行顾客会员制度，谋求顾客的组织化。

1. 建立会员制度

这是一种稳定客源的措施。对于个人会员发给会员证，在会员证上记录下顾客喜爱的美容方式，以便有针对性地为顾客服务。会员可以及时得到美容信息，享受美容优惠价格，参加美容研究会，免费接受美容培训。对于团体会员，可以向这些会员单位发放优惠美容票券，并要做好宣传工作，将其他一些职工福利较好的单位发展为本企业的会员，努力扩大服务范围。

2. 建立介绍卡制度

这是利用介绍卡开拓客源的一种有效方法。这种方法就是把介绍卡散发给来店美容的所有顾客，如果向美容院介绍客人在 5 人以上，就能从美容院得到一份纪念品或一定数目的奖金。

（三）实行义务顾客教育

所谓顾客教育，就是向顾客灌输美容知识，同时也能让顾客知道本企业美容技术和服务内容的广告宣传活动。它是通过美容知识来密切顾客和美容企业之间的关系。

如大多数顾客都认为烫发以后平时可以自己护理，3 个月左右再去美容美发院一次就行了。有的顾客缺少美容美发知识，难以选择适合自己头皮、头发的洗发精，以致头皮受到损伤。美容美发企业要从顾客的利益出发，及时向顾客提供义务教育。在仔细研究顾客头发、头皮性质的基础上，在为顾客服务的过程中，间接地告诉顾客头发的保养方法。例如，对于头皮屑很多的顾客，在谈话中就针对头皮屑提出建议；对于头发蓬乱的顾客，就向顾客委婉地提出洗发、梳发方面的建议；叮嘱顾客 7~8 月间一定要坚持美容美发，或到初秋时凭美容记录卡欢迎再次光临，以防止强烈阳光损伤皮肤和头发。这样既能发挥自己美容美发院的优点，又能增加服务的亲切感，从而赢得顾客的信赖。

复习思考题

1. 市场营销观念是怎样产生的？
2. 市场营销的功能有哪些？
3. 简述企业与顾客关系的生命周期。
4. 什么是关系营销策略？
5. 美容美发企业如何做好销售工作？

第五章
现代美容企业的服务礼仪和职业道德

美容工作是直接为顾客服务的工作，美容师只有运用熟练的服务技能、规范的服务礼仪和具有良好的职业道德精神，才能做好服务工作。因此，了解和学习服务心理学、服务礼仪常识和职业道德知识，对全面提高美容师的服务素质，树立企业形象有着十分重要的意义。

第一节　服务心理基本知识

美容工作是一种以人与人交往而达到为顾客服务的工作。心理学是一门研究人心理活动的学科。要做好服务工作，除了掌握过硬的业务技能以外，很重要的一点就是学习一点服务心理学，熟悉服务对象，体察顾客心理，了解顾客的思想活动，更好地为美化人民服务。

一、心理过程

心理学是一门研究人心理现象发生和发展规律的科学，是人们从事社会活动、处理人际关系的"艺术学"。

心理过程是心理学的基本内容。心理过程就是心理活动的过程，是心理现象以不同形式对现实的动态反映。认识过程是心理过程中最基本的方面，它包括感觉、知觉、记忆和思维。感觉和知觉是简单的、初级的认识过程，记忆是一种比较复杂的认识过程，思维属于认识的高级阶段。思维和语言是密切相联系的，是人所特有的认识活动。此外，心理过程还包括情感过程和意志过程。

人脑对客观世界的反映包括感性认识和理性认识两个阶段。

社会实践是认识的来源和发展的基础，是检验真理正确与否的唯一标准，也是认识的目的。认识来自于实践，然后再回到实践中去，能动地改变客观世界，同时也使认识本身得到检验和发展。凡实践证明符合客观事物发展规律的认识是正确的认识，反之是错误的认识。

人们认识客观事物是通过人的感觉、知觉、记忆和思维等心理活动来完成的。在感觉的基础上，人们对事物的个别属性加以综合分析，形成知觉，对事物有了较完整的形象。这是认识的初级阶段，是感性认识。在感性认识的基础上，人们借助记忆把过去生活时感知过的东西、体验过的情感或知识经验以表象的形式向思维过渡，进一步认识事物的一般特性和内在联系，全面地把握事物的本质。这个思维过程（包括记忆过程）是认识的高级阶段，即理性认识阶段。

例如，顾客对某一美甲服务的认识过程就是从感知到思维的过程。感知是形成表象并产生思维的基础。在选择某一美甲服务时，顾客首先借助感知与表象获得感性认识，再经过思维获得理性认识，再加以反复比较，以决定是否选择这一美甲服务。

二、需要产生动机，动机产生行为

研究人的需要就是为了了解和掌握顾客的心理和行为规律，以便更好地为其服务。需要是动机的源泉，一个人的所言所行归根结底是为了满足需要。

（一）需要的概念

需要是人的一种个性倾向性。它是在一定的生活条件下，人们对客观事物（其存在与发展条件）的一种欲求。就人类而言，需要是人们为了延续和发展生命，以一定的方式适应生存环境而对客观事物的要求和欲望。例如，人们由于饥饿会对食物产生需要；由于患病，便会对就医产生需要；顾客由于生理需要，就会到美容院美容；由于社交，就会对美容等服务产生一系列的需要。因此，人的需要实质上是人和社会的客观需求在人脑中的反映。

（二）需要的特点

人的需要是在社会实践中得到满足和发展起来的，受到社会历史条件的制约，因此，需要具有以下特点。

1. 对象性与多样性

对象性是指人的需要必须有一定的具体内容、具体的事物和具体的对象，离开了这些条件，需要就无从谈起。任何需要的满足都必须以一定的具体事物为条件。

需要的多样性则体现在两个方面：一是人们之间存在着个体与群体的差异，这些差异致使人们的需要千差万别。二是个体需要呈现出多样性，既有生理方面的需要，又有心理方面的需要；不仅有物质方面的需要，还有精神方面的需要；既有现实的需要，又有未来的需要；不仅需要衣食住行，还需要娱乐消费，欣赏音乐美术，观看体育比赛等。

2. 周期性

人的消费是一个永无止境的活动过程，人的一生是一个不间断的消费过程。人们对某种需要满足之后，还会随时间和空间等客观条件的推移而再次出现，并有明显的周期性特点。

3. 欲求性

需要的欲求性是指个体由于缺乏某种东西而期望得到满足的一种愿望。人们欲购置家庭汽车，而目前条件还不具备或住房还未改善等，期望将来条件成熟后购置。部分顾客平常在中低档美容院美容，随着消费观念的改变，经济条件的好转，期望到高档美容院进行消费。不足之感越强，求足之愿亦越强。

4. 层次性和伸缩性

人的需要虽然是多方面的，但不可能同时产生，也不可能同时满足，只能按轻重缓急呈现出层次，并且由低级向高级推移。就个体而言，对某种需要的程度也不是一成不变的，是具有弹性的。如顾客在大城市可以到高档美容院消费，而在乡镇就只能到中低档美容院消费。

5. 发展性

人的需要是由人的社会环境和生活条件决定的，因而会随着社会的发展而发展，这就要求美容企业不断完善服务设施和项目，提高服务质量，以适应顾客对美容企业需要的发展性。

6. 可诱导性

人们的需要在受到外界因素的刺激、影响下，不是固定不变的，是可以发生变化的。如美容企业对新的服务项目的推荐、宣传和介绍会使顾客对美容的需要发生改变。

三、了解顾客心理的方法

心理学告诉我们，人的心理活动由客观事物引起并在人们的实践中表现出来。美容师通过对顾客心理活动的研究，可以为顾客提供更好的服务。

（一）了解顾客的需要是研究顾客心理的前提

人的需要是对延续和发展其生命所必需的客观条件的需求的反映，它在主观上通常以重视、意向的形式而被人体验。

人的需要是各种各样的。不同的历史时期，不同的文化条件，不同的地区，不同的风俗习惯，不同的民族，使得人们的社会性需要有很大的差异。随着社会生产力的发展，新的需要将不断产生。在具体的服务工作中，我们要了解顾客需要的种类。顾客来到美容院虽然是为了美容，但具体的需要都是因人而异的。如选择需要什么美容项目，对服务员的服务态度、服务质量，对美容院的环境卫生、工具用品卫生，对服务设施设备等方面的需求都会有不同，因此要具体地了解每位顾客的需要，体察顾客的心理，以提供能够使顾客满意的服务。

（二）观察和交谈是了解顾客的基本方法

顾客的需求是他们消费行为的动力。由于顾客的需求永远不会彻底满足，他们的消费行为也永远不会停止。美容企业要努力探索顾客尚未满足的需要，不断推出新项目，唤起顾客潜在的需要。了解顾客的需要一般来说是依靠观察和交谈。根据一个人的言行，常常可以推测出他的心理活动。

在观察和交谈中，还要掌握下列因素，作为判断顾客心理活动的依据。

1. 通过服饰辨别顾客的职业、身份、宗教信仰、经济条件。

2. 通过外貌辨别顾客的性别、年龄、生理状况。

3. 通过口音辨别顾客的籍贯、民族。

4. 通过言谈举止辨别顾客的具体需要。

顾客的表情、举止、言谈是其心理活动的外部表现，美容师要留心观察顾客的表情变化，仔细倾听其举止言谈，就能很好地了解顾客的心理活动。

四、掌握顾客的心理特征

注意了解顾客的心理特征是正确掌握服务对象心理的一个重要方面。不同性别、年龄、籍贯、职业、经济条件和身体状况的人有着不同的心理特征，特别是年龄、性别比较直观，易于观察。

（一）性别

就性别而言，一般女性消费者经济观念较强，选择性强，消费态度非常细腻、认真、爱比较，对美容项目较为挑剔，其挑剔程度较男性大得多。而男性顾客一般较为大方、随便，有时甚至是粗心。所以在接待女性顾客时，应比接待男性顾客更要细致、周到才是，男女同行时要注意女方的意见。

（二）年龄

在不同年龄人群中主要可分为青年、中年、老年消费群体。

中年人在整个顾客群体中占大多数，他们在家庭消费中往往处于决策者的位置，消费经验丰富，自信心强，注重消费项目的实用性、价格及外观美的统一。他们的理性消费多于冲动性消费，非常注意服务质量，经常对服务态度和质量提出意见和要求。所以，那些符合中年消费者要求的美容项目才能被其接受。

青年消费者也是一个庞大的消费群体。青年人具有较强的独立性和很大的消费潜力。他们的消费行为对其他的消费者往往影响突出，具有一定的扩散性和冲击波。他们的消费心理具有追求时尚、表现时代的特征。他们思想活跃，热情奔放，思维敏捷，富有冒险精神，对新服务项目等新事物敢于大胆追求，比较求新求异，追求美的享受，力图表现时代，领导消费新潮流。他们追求个性美以表现自我，追求实用性以表现成熟，注重情感，容易冲动。因此为了迎合青年消费群体，必须不断开发新项目。

老年消费者约占我国人口的 9.38%。随着社会的进步与发展，老年人口还将有较大的增加，老年顾客的消费心理都比较谨慎小心，特别注重实惠。在消费观念上遵从于习惯，一旦习惯了某个美容院的服务往往很难轻易改变，而且非常留恋过去。他们的消费观念非常成熟，极为理智，追求方便、实用，要求提供良好的服务态度和服务质量。他们对新项目往往不习惯，且容易激动、发怒。所以，要搞好经营服务，决不能忽视老年群体的要求。

（三）身体状况

生理上有缺陷的人、伤残者或病人的自尊心较强，感觉过敏，脾气容易暴躁。对这些人需给予较多的关怀，要主动帮助他们，为他们多提供方便。在帮助他们的时候要自然，讲究策略，过分的帮助、不自然的举动以及言不由衷的话语会引起对方的反感。

（四）籍贯、民族

我国地域辽阔，是一个多民族国家，不同地区、不同籍贯、不同民族的人民有着不同的生活习惯、民族风俗，对美容要求的差异性也很大，有各自不同的喜好。因此，美容师对此应有所了解。

（五）职业

不同职业的顾客表现出不同的生活特点。职业决定着一个人的生活内容，影响其性格、兴趣和爱好。科室干部、职员、知识分子对外表要求端庄、整洁、大方；宾馆、酒楼、娱乐场所及服务行业工作的青年人对外表要求新、奇、异，注重个性美；在这些企业工作的青年女工还要求职业妆上岗；重体力工作的人对发型要求梳洗方便；机床工、纺织女工则不宜留长发。

（六）经济条件

经济条件决定了人们的消费水平。经济收入高的人群要求服务档次高，要求享受型服务，而经济收入低的人群则讲究实惠。

五、分析顾客消费的心理动机

心理学家认为，动机是人的活动的推动力。它体现着所需要的客观事物对人的活动的激励作用，把人的活动引向一定的满足他需要的具体目标。顾客消费的心理动机是多种多样的，下面主要讲五种：

（一）实惠型

这是顾客中最普遍的一种动机。这种动机的核心是经济实惠，如对化妆的要求是价廉物美、实用方便。产生这种动机的原因主要有两方面：一是经济条件的限制，二是受传统消费观念和消费习惯的影响，崇尚节俭，讲究实用，从而促成实惠型动机的产生。具有这种动机的人从职业构成上来看，多数属于工农劳动群众，从经济条件看多数属于经济收入较低的顾客，从年龄结构来看老年顾客占多数。

（二）新奇型

求新、求异，强调个性化，这是不少顾客的共性，尤其经济条件较好的城市青年男女，他们追求时髦、新潮和与众不同，对陈旧落后的款式不愿问津。具有这种动机的人思想解放，富于幻想，接受新事物快，他们对新的服务项目比较敏感，喜欢尝试。个性化、别具一格的美容服务适应了部分顾客的新奇感，往往能收到奇妙的效果。

（三）安慰型

服务态度是顾客衡量美容企业服务质量的重要依据之一。顾客注重良好的服务态度，这是一种以重视服务态度而消费为主要特征的心理动机。如顾客从经验或印象出发，对某个美容院良好的职业道德、企业信誉，某个服务项目良好的效果或某个美容师优良的服务态度、精湛的技艺等产生特别好感，信任备至，在消费时非此不可。具有这种动机的顾客是企业最忠实的支持者，他们不仅经常光顾，而且还会在其他顾客中起宣传、影响作用。美容企业应当在自己经营活动中努力培养顾客的安慰型动机，不断争取更多的老顾客、回头客。

（四）荣誉型

从心理学角度讲，人们除了满足自己的基本生存需要外，还有与人们交往应酬的社会需要，希望自己能得到别人的尊重和重视。荣誉感在需求层次中属高级精神需求。人的思想观点、感情和习惯都是社会存在的反映，顾客消费动机的产生自然也离不开他的社会地位和实践活动，不能离开社会风气的影响。

具有这种动机的顾客，他们追求名店、名师、名品，并以能得到一流服务为荣。美容企业要创一流服务、创一流品牌，培养更多的名师名店，以适应高层次需求。

（五）求美型

这是以注意欣赏价值和艺术价值为重要目的的消费动机。具有这种动机的顾客在消费时特别重视美容对人的美化作用，对其身份的表现作用，注重消费环境的高雅、美观、和谐，注重美容师的服装服饰、发式仪容，追求美容的美感带来的心理享受。因此对化妆的色彩、艺术欣赏价值格外重视。美是他们最重要的要求，而价格则不太看重。在青年人、知识分子阶层、文艺界人士中，具有这种动机的人比较多。

第二节　服务礼仪常识

美容企业的服务礼仪规范是服务礼仪原则在美容行业的具体表现。企业不论规模大小，档次高低，都必须把礼节礼貌当作服务工作的重要方面来抓，并形成一定的规范标准。

一、美容服务礼仪的概念

礼仪一般是指在较大或较隆重的场合，为表示礼貌和尊重而举行的礼宾仪式，是人们在社会交往中，在礼遇规格、礼宾次序等方面应遵循的礼节、礼貌要求。但在美容的服务工作中，服务礼仪则指企业在服务接待工作中的礼节、礼貌规范。

礼节是表示尊敬的言语或动作，是对他人态度的外表表现和行为规则，是礼貌在语言、行为、仪态等方面的具体规定。礼貌是指言语动作谦虚恭敬的表现，是人们之间相互表示尊重和友好的行为规范。礼节、礼貌首先就是要有尊敬之心，也就是说礼节、礼貌必须发自内心。服务员内心对顾客有尊重之心，礼貌就会油然而生，就会在语言上、态度上、行为上有所表现。其次，礼节、礼貌还表示了人们之间的友好之情，是人们和谐相处的具体表现。

礼节、礼貌是美容企业不可缺少的一部分，它渗透在企业经营服务工作的方方面面，贯穿于服务过程的始终，无论是经理还是员工，首先都必须是"礼仪大使"，把顾客放在"宾客"的位置上来对待，都要讲究接待服务的礼节礼貌规定。

二、美容企业服务语言艺术

美容企业的礼节、礼貌是通过美容师一定的语言、行为和程式向顾客表示欢迎、尊重、热情和感谢等，而在与顾客的交往中，语言艺术的掌握尤为重要。

（一）语言在美容工作中的地位和作用

语言是人类彼此之间用来表达思想、交流感情的一种特殊工具，是人与人之间相互联系的纽带和桥梁。语言源于心、启于唇。语言是心灵的窗口，"肺腑之言"是心灵诚实的外现，"虚假诺言"是灵魂卑微的暴露，任何语言都表达了说话人的思想感情，只是语言表达的方式不同，反映人的思想美丑、善恶、真伪不同罢了。所以，语言直接反映着一个人的思想道德品质和文化修养水平。

语言除能反映说话人的思想感情外，也直接给听话人以各种不同的印象，甚至铭入其心。语言又是一门艺术，例如，同一句话用口语说出来，因语气不同就可表达出商量、询问、请求、友善、信任、焦急、嘲讽、傲慢等不同的语态来。

美容服务员在工作中与顾客的交往是较长时间的、频繁的，服务态度一方面表现在服务工作的质量上，另一方面则表现在服务员与顾客的语言表达交往上，服务员的语言美是服务态度好的最直接表现。顾客与服务员的交往主要是靠语言来完成，因而服务员的语言是顾客衡量美容企业服务态度优劣的重要依据。

美容服务工作对语言的要求高于其他行业，这是由服务工作的特点决定的。常言道："良言一句严冬暖，恶语伤人六月寒"。服务工作的特点是经常与顾客打交道，服务人员的每句话都能产生一定的反应，并产生一定的后果。

语言既然是一种艺术，就有一个学习掌握的问题。美容业的服务员对于语言这种特殊的艺术形式都要潜心研究，细心琢磨，通过工作实践千锤百炼，使之逐步达到炉火纯青的程度。一个优秀的美容师从某种意义上说应该是一个优秀的语言大师。

（二）文明礼貌用语的要求

美容师经常通过语言与顾客交往，因而美容师的语言美对于改善服务态度、提高服务质量是十分重要的。文明礼貌用语就是语言美的概括表述。服务员在具体工作中的语言要求是：

1. 文明

语言文明就是说话要干净，没有污秽语言和贬斥他人的词句。服务员首先要消除粗俗的、不健康的习惯用语，在接待顾客时用文雅、庄重的大众语言，对顾客不能使用挖苦、讽刺语言，要使用褒义词语，杜绝使用贬义词语。

2. 亲切

美容师在与顾客的交往中要语言亲切、彬彬有礼，说话要使对方听起来感到亲切。首先用词要准确，其次说话人的神态表情要配合语言，应避免言不由衷，要使得语言亲切、有礼、生动、感人。

3. 朴实

美容师在接待顾客时的语言要朴实、自然，使顾客感到不生硬、不做作。语言朴实首先表现在大众化，一般情况下不用、少用专业术语，以免顾客理解困难或听不懂。其次，应力求口语化，避免用公式化或文字书面语言。

4. 灵活

语言的丰富还在于它的灵活性。美容师在与顾客的交往中语言词句的选择、音韵顿挫的掌握要因人而异，适情而变。要根据顾客的不同年龄、不同籍贯或地区、不同层次有选择性地进行交谈。如对美容化妆的要求等，美容师要努力做到说出的话让顾客高兴，提供的美容服务让顾客看了满意，因此，语言必须灵活，以明其心、顺其意，使顾客高兴而来、满意而去。

5. 真诚

美容师与顾客的相互依赖是建立在双方都能以诚相待的基础上的，这就要求美容师在与顾客的交往中说明内容要真实，服务态度要诚恳。语言真诚主要是指说话人的心理状态在语言上反映的真实性，如果不是真心实意的，其语言、语气、声韵甚至表情都能反映出来，而笑语轻声、热情有礼就会使顾客感到亲切、真诚。语言真诚还表现在如何提供服务，对顾客所提要求的反映上。蒙骗是可耻的，言过其实、文过饰非都是不对的。例如，美容师在向顾客介绍服务项目等情况时要实事求是，对所能提供的服务项目、能达到的服务质量和服务效果以及与顾客提出条件的差距，都要客观地、如实地介绍，切不可任意夸大，吹吹呼呼，以次充好，更不能借故刁难顾客。

6. 谦逊

美容师在与顾客的语言交往中要谦逊、有礼貌，使对方感到易于交往。美容师特别要注意语言的使用，在使用中要区分对象，因人而异，注意环境，掌握分寸，应用适度，不要故弄玄虚，堆砌辞藻，要真心实意，尊重顾客，真正以礼相待。服务语言的谦逊还反映在说话和气，语调生硬本身就是不谦逊，而语言柔和才是谦逊的表示。

（三）区别对象选择服务用语

美容师在与顾客的交往中必须分清对象、注意环境，针对不同的顾客选择不同的服务语言。在具体的接待服务工作中，美容师要和蔼可亲、潇洒大方、服务热情。

1. 顾客进门时应主动迎接打招呼

要注意对象，用好人称用语，使对方感到亲切，留下第一个好印象。同时还要主动询问顾客的要求和希望，随后有目的地向顾客介绍服务项目和内容供顾客选择，使顾客感到方便可信。

2. 顾客询问时应热情回答、有耐心

对顾客的询问要认真回答，要有礼貌，有耐心，真诚热情，回话准确、迅速。顾客提出的问题有毛病的，服务员给予纠正，并加以认真解释，态度要谦和，不要贬低对方，对无法回答的问题要有礼貌地表示歉意，并解释原因。

3. 发生差错时主动道歉、及时改正

在服务工作中美容师可能出现差错，如果发现自己错了，要主动承认，及时改正，使用语言要诚恳，以求得顾客的谅解。在发生差错事故时要保持冷静，妥善处理，对顾客因生气而说的过头话不要过分追究，要用诚恳的语言使对方平静下来，以平静的态度感动对方，从而原谅自己。

4. 顾客发脾气时应好言劝慰不顶撞

由于各种原因，有时顾客向服务员发火，这时服务员不要产生对立情绪，要分析原因，使用恰当的语言说服对方。即使有时摸不着头脑，也要想办法劝慰，使对方情绪稳定下来后再解决矛盾。如果顾客发火的原因是错误的，也不要有对立情绪，要在对方平静下来后再作解释。总之，要本着耐心说服、好言相劝的原则。

5. 顾客批评时应虚心接受、认真改正

对于顾客的批评，美容师要认真听取，虚心接受，采取"有则改之，无则加勉"的态度。听取顾客的批评时态度要诚恳，不能有抵触情绪，使用语言要谦虚，对方批评错了也不要责怪顾客，而要进行耐心的解释，表示无则加勉的态度。

6. 顾客表扬时应谦虚谨慎不骄傲

美容师在工作中受到顾客表扬时不能沾沾自喜，一定要谦虚谨慎，戒骄戒躁，主动找差距，认真征求意见。对过分的表扬要如实说明情况，对别有用心的吹捧要分析用意所在，坚持原则，婉言谢绝。

7. 顾客离店时美容师要主动热情，以礼相送，语言要亲切，态度要真诚

使用常用告别语时要自然、热情。即使是临下班时，也不要对顾客使用不尊敬的语言，或变相地下逐客令，美容师要彬彬有礼，主动热情，使对方感到温暖、亲切。

三、美容接待服务艺术

美容接待服务工作是企业经营活动中的一个重要部分。在接待服务工作中，美容师的一言一行、一举一动既反映了该员工的接待服务艺术水准，也反映了企业服务质量和企业整体素质。因此，企业每一个员工都必须讲究礼节、礼貌、严格按要求去执行，以优良的礼节、礼貌、高超的接待服务艺术做好美容服务工作。

美容企业的接待服务规范可以从以下几个方面去要求。

（一）仪表仪容

仪表仪容是人的外表，包括容貌、姿态、个人卫生和服饰，是人的精神面貌的外在表现。良好的仪表可体现企业的气氛、档次、规格。

1. 着装要清洁整齐。上班要穿工作服，工作服要整洁干净，纽扣要齐全扣好，不可衣冠不整、不洁，不可敞胸露怀，工号牌要佩戴在左胸前。

2. 仪容要大方。指甲要常修剪，不留长指甲，上班前做好个人卫生工作，头发梳理整齐，不要披头散发。男士坚持每天刮胡子，上班前不吃异味食品，不喝酒。女士要淡妆上岗，不准戴手镯、手链、戒指。

3. 每日上班前要检查自己的仪表后才能上岗。

4. 注意休息，睡眠充足，常做运动，保持良好的精神状态，上班时不能面带倦容。

（二）表情

表情是人的面部动态所流露的情感，在给人的印象中，表情非常重要，在为顾客服务时，应注意以下几点：

1. 微笑服务，和颜悦色，给顾客以亲切感；不要面孔冷淡、表情呆滞而使顾客有不受欢迎的感觉。

2. 要聚精会神，仔细倾听顾客的讲话，使顾客有感到自己的讲话被人尊重；不要漫不经心，无精打采，使顾客有不受重视感。

3. 要坦诚待客、不卑不亢，让顾客有真诚感；不要诚惶诚恐，唯唯诺诺，不要让顾客觉得有虚伪感。

4. 要神色坦然、轻松、自信，给人以宽慰感；不要双眉紧锁，满面愁云，给人以负重感。

（三）常用礼貌用语

1. 称呼语：小姐、夫人、太太、先生、小朋友等。
2. 欢迎语：欢迎您来我们美容厅（院）、欢迎光临。
3. 问候语：您好。
4. 祝贺语：祝您节日愉快、祝您新婚快乐、祝您生日快乐、恭喜发财。
5. 告别语：再见、下次再来、欢迎您下次再来。
6. 道歉语：对不起、请原谅、打扰您了。
7. 道谢语：谢谢、非常感谢。
8. 应答语：是的、好的、我明白了、不要客气、没关系、这是我应该做的。
9. 常用礼貌用语：您好、请、谢谢、对不起、请原谅、没关系、不要紧、别客气、再见。

（四）服务用语的要求

1. 遇到顾客要面带微笑，服务员应先开口，主动问好打招呼，称呼要得当，以尊称开口表示尊重，以简单、亲切的问候及关照的短语表示热情。对于熟客要注意称呼客人姓氏。招呼顾客时可以谈一些适宜得体的话，但不可用一些顾客不喜欢回答的问题。

2. 与顾客交谈时要注意使用礼貌用语，"请"字当头、"谢"字不离口，表现出对顾客的尊重。

3. 顾客讲话时要仔细去听，眼睛要望着顾客的面部（但不要死盯着顾客），要等顾客的话说完、不要打断顾客的谈话，在与顾客谈话时不能有任何不耐烦的表示，不要心不在焉、左顾右盼、不理不睬，对没听清楚的地方要有礼貌地请顾客再重复一遍。

4. 对顾客的询问应圆满答复，若遇"不知道、不清楚"的，应及时请示领导，尽量尽快给予答复。

5. 在与顾客交谈时态度要和蔼，语言要亲切，声调要自然、清晰、柔和，音量要适中，以顾客听清楚为宜。

6. 在与顾客交谈时要讲普通话，特别是外地顾客更要讲普通话，如能讲外地方言就更好了，这样顾客就会感到很亲切。

第三节　美容业的职业道德

美容业是直接美化人民生活服务的行业，进行美容业职业道德的建设，对培养员工的事业感和责任心，提高服务质量，改善服务态度，以及建设社会主义精神文明方面，都具有十分重要的现实意义。

一、美容业职业道德的概念

道德是社会意识形态之一，是调整人与人、个人与社会、个人与集体之间的相互关系的行为准则的总和，它是通过社会舆论、说服教育和自觉自愿的行动起约束作用的。"道德"一词的引申义为规则、规范、行为品质以及人们对真、善、美、假、恶、丑的评价等。

职业道德是社会道德原则和道德规范在职业行为和职业关系中的特殊表现，它是从事一定职业的人们在工作中或劳动中所应遵循的行为规范的总和，它反映着某种职业的特殊要求。一个社会有多少职业就会分出多少种职业道德。职业道德是人们在履行本职工作时从思想到言行所应遵循的准则，也是每个行业对社会所应尽的道德责任和义务。

美容业的职业道德是社会职业道德的一个组成部分，社会职业道德的基本原则是全心全意为人民服务，它统帅并贯穿于美容业经营活动的始终，美容业经营活动的出发点和宗旨就是全心全意为人民群众服务，通过各种美容的服务最大程度地满足人民群众对美化生活的需要，如果背离了这一点，就是背离了全心全意为人民服务的宗旨，背离了社会职业道德的原则。

二、美容业职业道德的特点

美容业职业道德有其自身的特点，具体表现为：

（一）以劳动服务于顾客是美容业职业道德的基本特征

美容业主要是以劳动的形式为人们提供特殊的"使用价值"，美容师通过自己的劳动，为顾客设计制作出绚丽多彩的化妆妆面，以满足人民群众美化生活的需要，因此，美容业所提供的劳务情况直接影响着服务的质量。

美容业通过提供劳务直接接触顾客，这与进行工农业的劳动有所不同，工人、农民在生产中不直接同产品的消费者发生任何联系，而美容业的劳动则必须直接同顾客打交道，否则就没有服务对象了。这种直接与消费者接触的劳务服务对其服务质量反应极为敏感。所以劳务服务于顾客是美容业职业道德的基本特征。

（二）以等价交换原则服务于顾客是美容行业职业道德的基本要求

美容业所提供的服务是依据等价交换的原则进行的，这是一种交换的关系，而不是无偿的服务。在与顾客进行交换的关系中，要求美容业既不能损害消费者的利益，也不能损害国家和集体的利益，这是美容职业道德所必须遵循的等价交换的原则。

（三）向顾客提供优质服务是美容业职业道德的核心内容

美容业是为美化人民生活服务的，同时通过服务建立交换关系，收取一定的费用，获取一定的利润，为国民经济建设提供一定的积累。美容业在实现美化人民生活的过程中，不仅要看其满足人民各种需要的现实程序，还要看其对人民群众的态度如何。美容师在服务工作中要讲究文明礼貌，处处方便顾客，急顾客所急，最大限度地为顾客提供满意的服务。只有这样才能在任何情况下都能真心实意地为顾客服务，这是美容业职业道德规范中极为重要的一环，也是职业道德核心内容的具体反映。

尽管目前我国美容企业所有制形式有很多种，而且也已普遍实行了各种形式的体制改革，如经营承包、股份制、退资租赁、买断经营等。这些改革都是为了更好地改善经营管理，提高经济效益，更好地为人民群众服务，决不会改变全心全意为人民服务的宗旨。提倡优质服务，处处为消费者服务，不仅关系到美容业对顾客的态度问题，也同企业自身的信誉和发展前景息息相关。

三、美容业职业道德的规范内容

美容行业职业道德的性质和特点决定了美容行业职业道德的规范内容，主要有以下几个方面：

（一）热爱本职工作，树立为人民服务的信念

美容业是人民生活中必不可少的行业，美容工作直接关系到广大人民群众的生活和幸福，关系到社会秩序和风气。我们要克服那种轻视服务性劳动、把服务工作看成低人一等、侍候人的工作的想法，要充分认识服务工作的重要意义，热爱平凡的服务劳动，热爱美容工作，树立全心全意为人民服务的信念。

（二）对顾客热情和蔼，讲文明礼貌

在服务工作时，美容师要讲究语言艺术，用普通话接待顾客，语言准确，语气亲

切，语言精炼、通俗易懂，富有礼节性；严禁用粗语、脏语、江湖语及不文明的行话，严禁冷嘲热讽，挖苦或出口伤人，严禁轻浮、怪态、苦脸、冷淡的表情和不文明的手势及动作出现在接待过程中。

（三）对顾客耐心周到，百问不厌

对顾客的询问要有问必答，要千方百计地为顾客着想。即使个别顾客有无礼言行，服务人员也要冷静对待，妥善处置。

（四）对顾客一视同仁，平等待客

接待顾客时不要以貌取人来决定服务态度的好坏，不以营业的忙闲或生意的大小来决定服务程序的繁与简，大人小孩一个样，新老顾客一个样，本地顾客与外地顾客一个样。

（五）严格执行价格政策，明码标价，质价相符

在接待服务过程中严禁多收费、乱收费、少收费、不收费，严格按等级价目标准收费，增加服务项目须征得顾客的同意，严禁用哄、骗等手法增加服务项目而侵犯消费者的利益。在服务过程中应按等级服务规范程序操作，保证质量，做到质价相符。

（六）刻苦学习专业技术，不断提高技术水平

美容业是一个以技术技艺为消费者提供服务的行为，并有一定的艺术性。要做好服务工作，就必须刻苦钻研业务技术，学习美学知识和造型艺术知识，学习与美容相关的其他学科知识，不断提高自己的艺术修养。随着时代的不断发展，人们对美化生活的需求也越来越高，新项目、新技术和新工艺将不断出现。因此，我们要不断学习，不断提高，只有这样，我们的技术水平才能提高，我们设计的化妆才能为顾客所欢迎。

（七）谦虚谨慎，遵章守纪

自觉接受顾客的监督，欢迎顾客的批评，对顾客的表扬要谦虚，要自觉遵守企业的各项规章制度和商业纪律，不挪用企业公款，自觉与贪污、盗窃等违法犯罪行为作斗争。在工作时不旷工，不擅离职守。在服务工作中思想集中，举止文雅，仪表端庄，工作时不会客长谈，不聊天说笑，不干私活，自觉做一个企业的好职工。

复习思考题

1. 简述服务心理学的概念。
2. 简述顾客心理特征。
3. 美容业文明礼貌用语的要求有哪些？如何区别服务对象选择文明用语？
4. 简述美容业职业道德的概念。
5. 美容业职业道德有何特点？

第六章

美容院的筹建事宜

近年来，人们生活水平的不断提高为第三产业的蓬勃发展提供了巨大的空间。美容业经过短短 10 多年的发展，以 120 万个网点、600 多万从业人员、240 亿元营业额一举成为我国最大的消费行业之一。

美容业巨大的市场容量与美好的发展前景吸引了大批创业者。开办一家美容院是一条实现致富梦想的捷径。

那么，成功开设一家高获利、高回报的美容院，究竟有哪些方法与技巧呢？下面，我们将从店址的选择、资金的筹集、办理开院手续等几大方面来进行论述。

第一节　如何选择院址

对于从事服务性行业的美容院来说，其店址的选择是能否成功经营的重要因素之一。这好比钓鱼一样，即使是技术再好的钓鱼高手，若在死海垂钓，也将注定会一无所获。

在选择美容院的开设地点时需考虑下列 6 个因素。

一、了解邻近社区

美容院的服务对象主要来自邻近的社区，因此必须了解下列问题：

1. 人们的职业主要是什么？

2. 社区里的居民是以年轻人、中年人还是老年人为主？

3. 居民的生活方式怎样？

4. 他们的消费水平如何？

5. 居民是怎样度过他们的空暇时间的？

除此以外，对与居民生活有关情况都要尽可能地多去了解。这些问题的答案能提供许多制定决策的重要信息。

二、分析竞争对手

假设市场已经选好，那么，下一步就应该分析目标地域的竞争对手及其经营状况。

1. 这个地区已经有多少家美容院？
2. 美容服务市场饱和了吗？
3. 有没有市场空隙？
4. 我是否拥有与其他美容院竞争的优势？

一般来说，在同一个区域往往存在很多的竞争者，很少有被垄断的美容市场。筹划新开设的美容院必须先了解自己所面临的竞争者，分析竞争者的弱点与优点，以便学习其优点，避开其弱点。若你能将对手的"弱点"转化成自己的特色，竞争实力将会大大增强。

三、迎合周边店铺

很难想像在左邻右舍都是卖水果的店铺包围中开一家钢材店会有怎样的生意。因此，美容院开设的地点最好是能迎合周边店铺的"性格"。如开设在时装店隔壁，或开设在有一定档次的影楼隔壁，效果都会不错。要注意美容院不是一般的"剃头铺"，它是为满足人们生活高雅的需要而设，因此需要选择一些"芳邻"为好。

四、考虑客流量大小

现在已经不再是"酒香不怕巷子深"的时代了。没有多少人愿穿过那条长长的巷子去喝你的"酒"——或许他还不知道巷子里还有沽酒的呢！

现在市场经济下的商家各施神勇，都力图取悦于顾客，消费完全处于买方市场。因此，就算酒香，也要在"巷子口"卖。

上面所说的意思很明白，美容院的选址原则上一定要选取"巷子口"，即客流量大、生意繁华的地段。

此外，还需注意选择"顾客"多的地方而不是"过客"多的地方。就像长途汽车站，人虽多，但是来去匆匆，一般人不会光顾你的美容院。

五、比较房租多少

地段好的店铺租金一定高。假设在地段好的 A 地年租金为 10 万，预计年营业额为 100 万，而在地段稍差的 B 地租金为 4 万，预计年营业额 50 万。这种情况下就需要考虑是选择在 A 地开设美容院还是 B 地开设美容院合适。

回答上述问题，不能简单地因为 A 地地段好而租下，也不能凭直觉租 B 地投资少而租 B 地。科学的方法是：

1. 计算出 A 地的纯利润。其具体方法为：年营业额－工人工资－房租费－水电费－美容用品消耗－设备折旧－其他正常开支＝纯利润。

2. 用同样的方法计算出 B 地的纯利润。

3. 比较 A、B 两地纯利润的多少。若 A 地纯利润大于 B 地纯利润，则选择 A 地；反之则选 B 地。在 A 与 B 不相上下时，建议选择投资少、风险小的 B 地。

六、寻找好位置的窍门

对于美容院的选址，国外对消费者的调查研究表明在一条街道上较好的位置具有以下特点：

1. 位于步行者多的一边比步行者少的一边好；

2. 与交易量很大的企业位于同一边比在这类企业对面要好；

3. 位于最近人口增长较快的一边（比如新的住宅楼项目会带来很多新人口）比人口增加缓慢的一边为好；

4. 位于最不受气候影响的一边比气候多变的一边为好；

5. 位于能遮蔽下午阳光的一边比下午有阳光直射的一边为好；而位于有停车位的一边又比没有停车位的一边为好。

第二节 筹 集 资 金

开办一家美容院需要一定的资金。如果没有资金，一切都无从谈起。资金的来源可以通过各种渠道筹划，如自有资金、集资、贷款以及与别人合伙等。启动资金越充分越好，这是因为经营启动后可能会遇到资金周转困难的情况，特别是刚开始创业时这种可能性更大，而边经营边筹划资金的能力又远不如已经有一定实力的美容院老板。如果准备资金不到位，甚至可能因一笔微不足道的资金，令一个刚刚起步的事业陷入深渊。因此，创业者要充分考虑开业资金的筹措，适时、适度地储备和使用，做好资金的统筹安排。

一、所需资金的预算

在开办美容院前，就应该对所需资金进行一个详细的预算：现有多少资金？需要多少资金？资金花费的时间分布？需要筹集多少资金？这些问题都需要创业者作出准确的回答。那么，创办一个美容院需要多少资金呢？这个问题主要取决于美容院的规模大小、经营地点、竞争对手情况等等因素。但是，有一点是可以肯定的，那就是在收回投资之前，首先必须投入大笔资金，即使是获利最强的美容院，也要至少等几个月以后才会开始有利润，有许多美容院可能需要更长的时间。因此，从资金预算到经营心态，要对这段时间进行充分的准备。

二、创办美容院的资金组成

创办美容院所需的资金主要由以下几个部分组成：

（一）购买设备

1. 主要美容设备

根据美容院常设的美容项目，美容设备包括皮肤检测仪、离子喷雾机、高频率电疗仪、阴阳电离子仪、真空吸管电疗仪、磨刷帚以及多功能的综合美容仪等。

2. 美容辅助设备

供顾客躺卧、接受护理的美容床和与之配套的床罩、毛巾被、一次性小毛巾和包头用的长毛巾，供美容师坐的美容凳及化妆镜台，用来放置操作时需用的护肤用品及有关用具的美容小车。

3. 主要美发设备

美容厅必备的美发设备有吹风机（大风机）、剪子、削刀及各类梳子等。

4. 美发辅助设备

美发椅、美发镜台、美发工具车等。

5. 供水设备

冷、热水供应设备，以供顾客及时清洗及清洗护理用具；还要准备蒸馏水，供离子喷雾仪及调配护肤品时使用。

6. 清洗、消毒设备

因为毛巾、工具和器皿要经常清洗、及时消毒，因此要配备洗衣机、消毒蒸气箱及紫外线消毒柜。

7. 视听设备

良好的视听设备能使顾客精神放松，以最佳的状态接受护理。

此外，还需备有供顾客等候的沙发、杂志、摆设等。

（二）环境装饰

美容院的环境条件是很重要的，它要求干净、整齐、优雅、清新；设备要结实、齐全、摆放整齐；通风要良好，光线要充足，给排水设备要完善，同时要有合理的功能区和适宜的空间。应符合国务院发布的《公共场所卫生管理条例》制订的美发厅、美容厅卫生标准。

（三）沉淀成本

包括房租、营业执照及其他类似的预付费用。

（四）经营周转费用

至少有能支付 3 ~ 4 个月的经营资金，包括工资、广告费、维修费、美容用品和水电费等。

根据以上几个项目的大小，估算其市场价格，一般都能比较准确地估计创办美容院所需的资金。需要注意的一点是事无巨细均应作全面的、足够的估计。有很多项目看似花费很小，如果加起来也是一笔很大的数目。

三、资金来源

自己动产或不动产变现是资金的主要来源，也是最可靠的来源。人们把钱存入银行，变成存款，取得利息，这也可以说是一种投资的方法。而在经营者眼里，钱只有变成资本，才能迅速增值。资金只有在运行中才能增值，投放到生产、流通领域的资金才能盈利。资本能变换价值形态，用于吸收人才、技术、信息和购买原料、设备。既然通过多方选择、仔细论证，寻找到了在合适的地点开办美容院，对技术、市场等均有信心，就应该果断将手上的钱投资到充分论证后选择的项目中去。

自己的资金不够时，可以通过筹资，也可以动员其他经营者来投资。但要想说服别人，经营者自己要有一套详细的实施计划和可行性论证。要承诺并实现风险共担、利益共享，认真谨慎地使用别人的钱，宁可自己吃亏，也要保证按约定兑现给别人的投资回报，这样才有信用。

对于开办美容院所需的资金计划，筹措的应当比预算的多 20%，以防止出现各种意外情况。

第三节　如何办理开美容院手续

开办美容院需先办理好工商营业执照以及其他手续才能开业。

一、工商营业执照的办理

美容院办理营业执照的流程如下：

确定（准备）经营场地→开具有关房产证明→企业名称预登记→领取并填写工商注册登记表→提交（准备）相应文件、资料→办理有关前置审批手续→办理入资、验资手续→领取工商营业执照。

二、其他手续的办理

美容院在领取工商执照后，应在规定时间内办理如下手续：

税务登记——国税、地税、统计；

行业管理登记；

服务行业的卫生防疫部门检验登记；

各项社会保险统筹及就业证办理。

要办妥种种复杂手续，重点在于多问、多了解有关程序，将资料、证明等准备齐全，才会少走弯路。

复习思考题

1. 选择美容院地址应注意哪些问题？
2. 如何可办理开办美容院手续？

第七章

美容企业的财务管理

第一节 财务管理概述

一、财务管理的含义

财务是指企业为了达到既定目标所进行的筹集资金、运用资金和收益分配的活动。美容企业财务管理就是解决如何筹集资金和合理分配及利用资金，如何以尽可能少的资金取得较大经济效益的一项经济管理工作，是企业管理的一个重要组成部分。美容企业经营活动实际上是企业的资金运动，财务管理不仅能反映美容企业经营活动的动态，而且影响和促进美容企业其他各项管理工作，这对于改善企业的经营管理、节约资金、增加积累、实行经济核算都具有十分重要的意义。

二、企业财务活动所体现的财务关系

美容企业的各项财务活动必然要与国家、企业所有者、债权人、债务人和职工等发生经济关系，这种关系成为财务关系。企业必须在严格执行国家法规和制度的前提下，处理好各种财务关系，它既要符合国家利益和企业的利益，又要保护利害关系人和股东的合法权益，使企业有一个良好的经营环境，以调动各方面的积极因素，支持企业的发展。这些关系是：

1. 企业向国家纳税、交费的关系

企业应按照国家的法律规定向国家交纳所得税、营业税及其他税款，并上缴规定的其他有关费用。

2. 企业同所有者之间的财务关系

企业的所有者（包括国家）向企业投入资本以及企业向其所有者支付投资报酬形成了企业同企业所有者之间的财务关系。双方必须按照合同、章程的规定，享受权

利和履行义务。

3. 企业同债务人、债权人和其他关系人之间的结算关系

现代企业往来结算频繁，投资关系复杂，有的是企业与银行的存贷关系，有的是企业与企业的关系，或是企业与个人的关系。企业必须合理调度资金，恪守信用，如期履行付款义务。同时，要求债务人依法按时偿还债务，按照合约办事，促进市场经济的健康发展。

4. 企业与内部各单位之间的财务关系

在企业内部实行经济核算制的条件下，企业内部各部门之间在相互提供商品和劳务时也要进行内部计价结算，应明确各自的经济责任。它体现了企业内部的责权关系。

5. 企业与职工之间的支付关系

企业应根据工资分配原则支付职工应得的报酬，它体现按劳分配的关系。

三、财务管理的目标

财务管理目标是指在一定时期内企业财务管理的方向和奋斗目标。明确财务管理目标是搞好企业经营管理工作的重要内容。

企业财务管理的目标是由企业的总体目标的要求所决定的。我国社会主义企业的目标是要求通过生产、服务等经营活动创造出更多的社会财富，最大限度地满足人民不断增长的物质和文化生活的需要。所以，当前美容企业财务管理的目标是要在改善财务状况的条件下，不断扩大财务成果，提高企业经济效益。

四、财务管理的作用

财务管理是企业管理的重要组成部分。企业的经营活动必然引发企业的资金运动，而资金运动的状况不仅影响着企业的经营活动，而且关系到企业的经济效益。因此，做好财务管理工作对于美容企业搞活经营、改进管理、提高效益具有十分重要的作用。

（一）对企业经营活动的保证作用

美容企业经营活动离不开资金，资金供应能不能适应经营的需要，往往关系到经营活动的成败。因此，要确保企业经营活动的正常进行，必须在规定时间内筹措到经营业务所需要的资金。此外，要确保企业经营活动的正常进行，还必须加强财务管理，正确处理企业与各方面的财务关系，对外树立良好的企业形象与商誉，对内充分调动各方面的经营积极性。

（二）对企业经营过程的监督作用

财务管理是美容企业经营过程及其成果的一项综合性管理，是企业自我约束的一种重要手段。企业的经营及其他经济活动最终都要以价值形式反映到相关的财务指标上来。通过财务监督可以及时发现并纠正企业在经营活动中存在的问题，一方面促使企业依法经营，另一方面又可对经营活动进行控制和调节，以确保企业经营目标的实现。

（三）对提高经济效益的促进作用

在社会主义市场经济条件下，美容企业必须以经济效益为中心开展所有的经济活动。企业经济效益的提高可以通过增加投入、扩大经营规模而取得，这是一种外延的效益；同时，还应该通过改善管理、挖掘潜力来取得，这是一种内涵的效益。无论是提高外延效益还是内涵效益，都离不开财务管理。企业通过认真组织资金运动，对财务状况和财务成果进行考核与分析，一方面可以确保经营规模的不断扩大，另一方面也可以及时发现资金运用中存在的问题，降低成本，堵塞漏洞，减少浪费，真正实现增收节支、提高效益的目标。

第二节　财务管理的内容

美容企业财务管理的内容主要包括资金筹集管理、投资管理、成本费用管理、利润及分配管理。财务管理区别于其他管理的特点在于它是一种价值管理，是对美容企业经营过程中的价值运动进行的管理，是一项综合性的管理工作。管理的基本点是在社会主义市场经济条件下，按照资金运动的客观规律，对企业的资金运动及其引起的财务关系进行有效的管理。

一、资金筹集管理

企业的资金包括权益资金和负债资金。企业筹集资金的基本要求是遵照国家法律和政策的要求，从不同渠道，用不同方式，按照经济核算的原则筹集资金，从数量上满足生产经营的需要；同时要考虑降低资金成本，减少财务风险，提高投资效益，以实现财务管理的目标。其具体要求是：

（一）合理确定资金的需要量，控制资金投放时间

不论通过什么渠道，采取什么方式筹集资金，都应该首先预测企业资金需要量，确定投资额度。筹集资金固然要广开渠道，但必须要有一个合理的界限。资金不足会影响经营活动；资金过剩会影响资金使用效果。在预测美容企业资金需要量时，不仅要注意经营规模，而且要考虑经营业务发展趋势，防止因过多占用资金而造成浪费。同时，要根据生产经营需要测定不同时期的资金投入量，以便合理安排资金的投放和回收，减少资金占用，加速资金周转。

（二）选择筹资渠道，降低资金成本

资金成本的高低是筹资首先应考虑的条件。由于从不同渠道筹资所付出的代价不同，构成的资金成本也不同，所以美容企业筹资时应选择资金成本低的渠道取得资金，同时还应考虑各个渠道的潜力、约束条件、风险大小等因素，选择最合适的筹资方式，确定最佳的资本结构，并在风险和成本之间权衡得失，以降低综合的资金成本，取得最佳的筹资效益。

（三）保持一定的举债能力和偿债能力，为企业的稳定和发展创造条件

企业负债经营必须注意两个方面的问题：一是要保证投资利润高于资金成本；二是负债多少要与企业资金结构和偿债能力相适应。如负债过多，则会发生较大的财务风险，甚至由于丧失偿债能力而面临破产。因此，美容企业不仅要从个别资金成本考虑选择投资来源，而且要从总体上合理安排资金结构，既要利用负债经营的作用提高企业收益水平，又要保持一定的偿债能力，维护企业的财务信誉，减少财务风险，为企业的稳定和发展创造条件。

二、投资管理

投资是为了取得更多的利润而发生的资金支出。美容企业要生存和发展，就必然面临各种各样的投资决策问题，例如是进行实业投资还是金融投资；是维持现有生产规模还是扩大生产规模；是购买新设备还是继续使用老设备；是购买公司股还是向业务伙伴控股投资等等。一个好的投资决策会使企业回报丰厚，并且健康发展。如决策不当，轻者使企业徒劳无获，重者可能导致企业一蹶不振，甚至破产。美容企业投资包括固定资产投资、流动资产投资、证券投资和对其他企业的直接投资。投资管理的基本要求是建立严密的投资管理程序，充分论证投资在技术上的可行性和经济上的合理性。在收益和风险同时存在的条件下，力求做好预测和决策，以减少风险，提高收

益。

美容企业筹集的资金必须投入到生产经营中去，并收回现金，取得盈利。在作出投资决策时需要考虑的问题主要是投资的对象和投资的时期，投资的报酬和投资的风险，力求选择收益大、风险小的投资方案。

投资决策的主要内容包括以下几个方面：

1. 预测企业投资的规模，使之符合企业需求和偿债能力。
2. 决定企业的投资结构，完善资金投向，提高资产流动性。
3. 分析企业当前的投资环境，正确选择投资机会和投资对象。
4. 分析企业的投资风险，把风险控制在可以接受的限度内。
5. 评价投资方案的收益和风险，进行合理的投资组合。
6. 以实现企业整体目标为目的，选择最佳的投资方案。

三、利润及分配管理

利润是企业财务活动的最终成果，利润额的大小直接关系到企业的生存发展，美容企业开展利润管理就是要努力寻求利润来源，增进企业利润总额。利润管理的基本要求是认真做好销售预测和销售决策，开拓市场，扩大销售；认真做好利润预测和利润计划，确保利润目标的实现，并合理分配盈利，确保各方面的利益。

（一）利润的构成

企业利润总额包括营业利润、投资净收益和营业外收支净额。其计算公式为：

利润总额 = 营业利润 + 投资净收益 + 营业外收入 – 营业外支出

营业利润 = 主营业务利润 + 其他业务利润 – 营业费用 – 管理费用 – 财务费

主营业务利润 = 主营业务收入 – 主营业务成本 – 主营业务税金及附加

其他业务利润 = 其他业务收入 – 其他业务成本 – 其他业务税金及附加

投资净收益是指企业投资收益与投资损失的差额。营业外收入与支出是指与企业生产经营无直接关系的各项收入与支出。

（二）利润的管理

利润管理是指企业对利润的形成与分配进行计划、监督和控制。美容企业利润受美容服务营业额、美容用品销售额、成本、价格等多因素变动的影响。企业进行利润管理一方面要努力扩大服务范围，提高服务质量，开展增收节支活动，降低服务成本，增加企业利润。另一方面要加强利润分析，从利润总额变动情况、利润率变动情况和利润总额构成项目三个方面全面分析影响企业利润的各种因素的影响程度和方向，加强服务过程和销售过程的管理与控制，实现企业的利润目标。

（三）利润的分配

利润的分配影响到企业的长远利益和股东的收益。美容企业一方面通过降低成本减少风险，增加企业内部的积累，保留更多的盈余进行各种新的投资；另一方面也要考虑股东的近期收益，发放一定的股利，以调动股东的积极性。

1. 利润分配的顺序

根据现行的《企业财务通则》规定，企业缴纳所得税后的利润按下列顺序进行分配。

（1）被没收的财物损失，支付各项税收的滞纳金和罚款。

（2）弥补以前年度亏损。

（3）提取法定盈余公益金。法定盈余公益金按税后利润扣除前两项后的10%提取，法定盈余公益金已达到注册资本时可不再提取公益金。

（4）向投资者分配利润。

2. 利润分配应注意的问题

（1）分析企业盈利情况和资金变现能力，协调好企业近期利益和长远发展的关系。

（2）研究市场环境和股东意见，使利润分配贯彻利益兼顾的原则。

（3）确定股利政策和股利支付方式，使利润分配有利于增强企业的发展能力。

（4）筹集股利资金，按期进行利润分配。

四、成本费用管理

成本费用反映了企业生产经营过程中的资金耗费。合理降低成本费用对节约资金使用、增加利润具有决定性意义。它的管理内容包括成本费用的目标管理、成本费用的计划管理和成本费用的控制。

（一）成本费用管理的基本要求

1. 遵守成本费用的开支范围和开支标准

美容企业在成本费用管理中应严格遵守国家规定的成本费用开支范围，一切与生产经营有关的支出都应按规定计入成本费用；一切不属于成本费用开支范围的费用均不得计入成本费用。

企业在遵守成本费用开支范围的同时，还必须遵守国家规定的费用开支标准。企业不得任意调整开支标准，如职工福利费、工会经费的标准、业务招待费的开支标准等。

2. 划清成本费用界限，正确核算成本费用

（1）划清收益性支出与资本性支出的界限

企业收益性支出是指为取得一个会计年度的收益而发生的支出，如成本费用的支出等；而资本性支出的收益在一个会计年度以上，并在若干个会计年度（收益期）分期摊销，如企业为购建固定资产、无形资产和其他资产的支出等。资本性支出不得计入成本费用。

（2）划清成本费用支出与营业外支出的界限

成本费用是指企业在经营过程中的各种耗费，营业外支出是指与企业经营无直接关系的支出，应当作为当期损益处理，不得计入成本费用。

（3）划清本期成本费用和下期成本费用的界限

企业成本惯用的支出和负担应严格遵循权责发生制的原则，凡属本期负担的成本费用，不论款项是否支付，都应作为本期成本费用处理；凡不属于本期负担的成本费用，即使款项在本期支付，也不能作为本期成本费用处理。

（4）划清美容服务成本和美容商品销售成本的界限

3. 加强成本费用管理的基础工作

成本费用管理的基础工作是进行成本费用核算与控制的前提。主要包括做好各项定额、预算的制定和修订工作；建立和健全各项原始记录、完善内部结算价格等。在此基础上建立和健全一整套成本费用管理制度，使成本费用管理工作有章可循。

（二）降低成本费用的基本途径

成本费用管理的目的就是要降低成本费用。每个企业都应根据各自的管理要求，采取相应措施，努力挖掘降低成本费用的潜力。但就美容企业来说，降低成本费用的基本途径可从以下几个方面入手。

1. 节约原材料和能源动力消耗

原材料费用和能源动力费用在美容企业成本中占有一定的比重，在保证服务质量的前提下降低原材料和能源动力消耗是降低成本费用的重要途径。

降低原材料和能源动力费用的措施有：加强采购管理，降低原材料的采购成本和储存成本；加强使用管理，制定消耗定额，进行原材料消耗的控制；完善管理制度，提高材料利用率；采用低能耗设备，降低能源动力费用等等。

2. 提高劳动效率

美容企业劳动效率是指职工在单位时间内完成的工作量。提高劳动效率可以使完成计划工作量所需要的劳动时间减少，从而可以减少工资费用支出；劳动效率提高可以增加单位时间的工作量，能使固定费用支出相对减少。

为了不断提高劳动效率，企业要加强对职工的思想政治工作和业务技术培训，开展劳动竞赛，调动职工的劳动积极性，提高职工的业务操作水平。另外，通过提高劳动效率来降低成本费用时必须注意劳动效率增长速度与平均工资增长速度之间的关系，当劳动效率增长速度超过平均工资增长速度才能降低成本费用；反之，不仅不能降低成本费用，而且会使成本费用升高。因此，美容企业在提高劳动效率的同时，还必须加强劳动与工资管理，使工资费用相应地适度增长。

3. 提高设备利用率

提高设备利用率不仅可以增加美容企业单位时间内的营业收入，而且还能降低单位时间营业收入应负担的折旧费和修理费。企业要对现有设备进行挖潜、革新和改造，把潜在的设备能力充分发挥出来，合理安排机器设备的保养与维修，提高机器设备的完好率，改进劳动组织，消除不合理的停工时间，增加机器设备的实际工作时间。

4. 加强各种费用管理

企业管理费用、财务费用、销售费用中有许多开支属于固定性费用，如管理人员工资、办公费、差旅费等。这些费用的发生额与服务数量的增减无直接关系。因此，减少各项费用的绝对额就很重要，美容企业要提高经营管理水平，精简机构，提高管理人员的工作效率，减少各种费用支出。还可以通过编制和执行费用预算进行控制，下达费用预算指标，包干使用。

第三节　财务分析与财务评价

一、财务分析概述

财务分析是以企业财务报告所提供的财务指标及有关经济信息为主要依据，对企业的经济活动过程和结果进行分析研究，以了解、判断企业财务状况和经营成果，发现存在问题，预测发展趋势，为制定经营决策提供财务依据。

（一）财务分析的意义

根据企业会计准则和财务通则的规定，美容企业必须定期编制各种财务报表，提交企业经营管理者、投资者、债权人和政府有关部门以及其他报表使用者，提供反映企业经营成果和财务状况的信息资料，供其决策时参考。要使财务报表真正成为使用者进行决策的有用工具，必须对报表所提供的数据进一步加工整理，并进行比较和分析，提供一套财务分析指标体系，以便使用者据此判断企业财务状况好坏、偿债能力强弱和获利能力的高低，预测企业发展趋势和经营前景，作出相应的决策。

通过财务分析，可以全面评价、考核美容企业的财务状况和经营成果，总结企业在经营管理中取得的成绩和存在的问题，分析财务状况变动的原因，找出下一步管理工作的重点，以便进一步挖掘内部潜力，对各个部门的工作进行有效的管理和控制，以提高企业的经济效益。

通过财务分析，可以了解美容企业资产的分布情况和使用效益，评价企业的偿债能力和营运能力，判断企业是否有足够的能力偿还短期负债、支付长期负债利息，并在借款到期时偿还长期负债本金。债权人可据此调整自己的借贷资本流向。

通过财务分析，可以了解美容企业的获利能力和发展前景，判断能否获得理想的投资报酬率。投资者可以据此作出投资决策，决定是否继续持有对该企业的投资还是转让投资或加大投资。

（二）财务分析的内容

在市场经济条件下，财务分析的内容应当围绕企业的资本结构、营运能力、盈利能力、偿债能力及发展能力等几个方面进行。

1. 资本结构

资金是企业赖以生存和发展的基础。因此，对美容企业资本结构的分析主要从企业长期负债、短期负债、所有者权益的构成比例以及资金使用情况方面是否保持合理的比例关系进行分析。只有比例合理，才能有稳定基础，才能使企业稳步发展。

2. 营运能力

运用资金是否充分有效是决定企业经营水平的前提。美容企业资金的多少可以表现为经营能力的大小，有的经营可以使企业增加收入，加速资金周转。因此，只有分析企业是否有效地运用资金，才能判断企业是否提高获取较多收入的能力。

3. 盈利能力

盈利能力的大小是衡量美容企业经营好坏的重要标志。一般来说，经营良好、管理有方的企业具有较强的获利能力。因此，分析获利能力是企业具有活力和发展前途的重要内容。

4. 偿债能力

偿债能力大小的分析是判断美容企业财务状况稳定与否的重要内容。企业偿债能力强，可以举债筹集资金来获取利益；反之，企业偿债能力差则会使企业陷入困境，甚至危及企业生存。

5. 发展能力

在当前市场竞争激烈、科学技术迅速发展的时代，企业必须求生存、求发展，从而使企业立于不败之地。因此，分析美容美发企业发展能力能促使企业提高营业收入的增长速度，增强市场竞争的实力。

（三）财务分析的步骤

为了使财务分析有条不紊地进行，一般采取以下几个步骤：

1. 决定分析范围，收集有关资料

财务分析范围取决于财务分析目的。通常企业的债权人只关心企业的偿债能力，而投资者和经营者不仅关心企业的偿债能力，而且关心企业的获利能力和对资本的营运能力。因此，债权人只需要对企业的偿债能力进行分析；而投资者和经营者则需要对企业生产经营活动的全过程进行分析。财务分析范围决定所要收集的经济资料的数量，分析范围小，收集的资料就比较少，反之则需要收集企业各方面的经济资料。

2. 进行分析

收集充分资料的基础上，财务人员便可以着手进行分析。常用的分析方法有比率分析法、比较分析法、因素分析法等。可根据分析范围和目的选用其中一种或几种方法，以便对美容企业的经济活动作出全面、客观的评价。

3. 分析原因，找出主要因素

即按照经济指标的构成内容，确定影响该指标增减变动的各种因素，并计算每个因素的影响程度，从中找出起决定性作用的主要因素，以便进一步说明美容企业的财务状况及其增减变动原因和未来的发展趋势。

4. 进行综合评价，作出决策

对美容企业的经营成果和财务活动作出评价是财务分析的一个重要步骤，也是最后一道程序。开展财务分析的目的就是要在对各项经济指标逐项进行比较分析的基础上，对企业的经营成果和财务活动给予综合评价，总结工作中的优缺点，挖掘企业潜在因素，对于成绩应加以巩固发扬，对存在问题应迅速采取措施予以解决，从而进一步提高企业管理水平，提高企业的经济效益。

（四）财务分析的方法

进行财务分析时，可以根据不同的分析范围和目的采用不同的分析方法。常用的分析方法有以下三种。

1. 比率分析法

在错综复杂、相互联系的经济现象中，某些指标之间存在着一定关联，这种关联可组成各种比率。比率分析法是将同一时期内某些有关联的经济指标进行对比，求出它们之间的比率，以揭示这些经济指标之间的相互关系，并由此判断美容企业财务状况和经营成果的一种分析方法。它是财务分析的基本方法之一。

采用比率分析法时，可以根据分析的不同内容和要求计算各种不同的比率。主要有：

（1）相关指标比率

根据经济活动客观存在的相互依存关系，将两个性质不同但又相关的指标进行对比，求出比率，以便从经济活动的相互联系中进行分析研究，更深刻地认识美容业现状。比如：将负债指标同资产指标进行对比．求得资产负债率，以说明企业的偿债能力；将利润指标同资本金指标进行对比，求得资本金利润率，以说明企业资本金的盈利水平等。将这些比率的实际数与计划数和前期实际数进行对比，还可以分析企业财务状况和经营成果的变动情况。

（2）构成比率

通过计算某项经济指标的各个组成部分占总体的比重的构成变化来评价美容企业的经济活动。

（3）动态比率

通过将某项经济指标在不同时期的数额进行对比，求得动态比率，以分析该项经济指标的发展变化趋势和增减速度，评价美容企业的经济效益。根据计算时采用的基期数额不同，动态比率可以分为定基发展速度和环比发展速度两种。定基发展速度是以某一时期的数额固定为基期数值计算的动态比率；环比发展速度是以每一比较期的前期数值为基数计算的动态比率。

2. 比较分析法

比较分析法是将美容美发企业在报告期内的某项实际指标同某些选定的基准指标进行对比来确定指标之间数量差异的一种方法。比较分析法也是财务分析的基本方法之一。比较分析法主要采用3种对比形式：①实际指标与计划（或定额、标准）指标进行对比：通过对比，找出实际与计划的差异，检查美容企业计划的完成情况。②实际指标与前几期的实际指标进行对比：通过对比，分析同一指标前后期的增加方向和幅度，以揭示美容企业财务状况变动趋势。③实际指标与国内外同行业平均水平或先进水平进行对比：通过对比，揭示本企业与同行业的差距，了解本企业在同行业中的水平和地位。

采用比较分析法时，无论是相对数指标还是绝对数指标，都应注意指标的可比性。要求进行对比的经济指标在计价标准、时间单位、计算方法等方面必须一致。进行不同时期指标的对比时要考虑企业的技术经济条件是否发生了变化。进行不同企业之间的对比时要考虑企业之间有无可比的基础，同时还应了解本行业技术经济动态和趋向，以及经济环境现状和变化等情况，从而对企业作出符合客观实际的判断。

3. 因素分析法

因素分析法又称为连环替代法，是用来测定几个相互联系的因素对经济指标影响程度的一种方法。在实际工作中，一个经济指标的变动往往是多种因素综合作用的结果，这些因素中有的起积极作用，有的起消极作用；有的作用大一些，有的作用小一些。通过对比分析法只能确定实际指标与基准指标的差异，但是不能说明差异产生的原因和各个因素的影响程度。因此还需要采用因素分析法进一步分析，以查明各个因素变动对经济指标的影响程度，找出最关键、最本质的因素，抓住主要矛盾，明确下一步工作的重点。

采用因素分析法的分析步骤如下：

（1）确定影响财务指标变动的因素，列出关系式。

（2）对影响财务指标的各项因素进行分析，确定每一因素的排列顺序，逐项进行替代。

（3）逐项计算各个因素的影响程度。

（4）对各因素影响程度进行验证。即将各因素影响程度相加之和是否等于总差异。

［例1］某美容企业销售门市部 1998 年有关利润指标计划完成情况如表 9-1 所示。

表 9-1

项　目	计划数	实际数	差　异
销售收入（元）	1200000	1358600	+158600
销售利润率（%）	18%	13.8%	-1.2%
利润额（元）	180000	187486.8	+7486.8

利润额 = 销售收入 × 销售利润率

第一步，计划利润额：

$1200000 \times 15\% = 180000$（元）

第二步，逐项替代，先替代销售收入（假定销售利润率不变）：

$1358600 \times 15\% = 203790$（元）

再替代销售利润率（假定销售收入不变）：

$1358600 \times 13.8\% = 187486.8$（元）

第三步，分析各因素对利润额的影响程度：

由于销售收入变动影响，使利润额增加 23790 元：

203790 − 180000 = +23790（元）

由于销售利润率变动影响，使利润额减少 16303.2 元：

187486.8 − 203790 = −16303.2（元）

第四步，验证，两个因素综合影响使利润额增加 7486.8（元）

23790 +（−16303.2）= 7486.8（元）

二、偿债能力的分析及评价指标

美容企业偿债能力是指企业对各种到期债务偿付的能力。如果到期不能偿付债务，则表示企业偿债能力不足，财务状况不佳。因此，财务分析首先要对企业偿债能力进行分析。分析偿债能力的主要指标有流动比率、速动比率和资产负债率。

（一）流动比率

流动比率是企业流动资产与流动负债之比。即企业用以偿付每元流动负债所具有的流动资产额。它是衡量企业短期偿债能力的常用比率。其计算公式为：

$$流动比率 = \frac{流动资产}{流动负债}$$

［例2］某美容企业 1999 年 12 月 31 日流动资产总额为 40 万元，流动负债总额为 30 万元。则：

$$流动比率 = \frac{流动资产}{流动负债} = \frac{40}{30} = 1.33$$

评价流动比率的标准一般以 2：1 左右较好。美容企业流动比率达到 1.5：1 以上，即被认为具有较好的短期偿债能力。在运用这一指标时要因行业而异，只有与同行业比较和与本企业历史水平比较，才能知道这个比例的高低，同时还要结合资产结构、周转性及现金流量，如果周转性差，则评价标准还可适当降低。

（二）速动比率

速动比率是企业速动资产与流动负债之比。即企业用以偿付每元流动负债所具有的速动资产额。它是衡量企业近期偿债能力的比率，又称酸性测验比率。其计算公式为：

$$速动比率 = \frac{速动资产}{流动负债}$$

速动资产是企业在较短时间内能变为现金的流动资产，但不包括存货。速动资产变现能力强则具有较强的偿债能力。

［例3］仍以上例为例，设存货为 4 万元，其速动比率为：

$$速动比率 = \frac{速动资产}{流动负债} = \frac{40-4}{30} = 1.2$$

对速动比率的评价一般认为1：1表示企业有较好的偿债能力。利用这个指标时要因行业而异，没有统一标准。

（三）资产负债率

资产负债率是企业负债总额与资产总额之比，即每元资产所承担的负债数额。它是衡量美容企业在清算时保护债权人利益的程度。其计算公式为：

$$资产负债率 = \frac{负债总额}{资产总额} \times 100\%$$

［例4］某美容企业负债总额为50万元，资产总额为80万元，其资产负债率为：

$$资产负债率 = \frac{负债总额}{资产总额} \times 100\% = \frac{50}{80} \times 100\% = 62.5\%$$

评价这个指标的标准一般以50%左右为好。

三、营运能力的分析及评价指标

营运能力是指企业经营的效率高低，即资金周转的速度快慢及其有效性。营运能力的分析评价指标主要有流动资产周转率、存货周转率、应收账款周转率等等。

（一）流动资产周转率（次数）

流动资产周转率（次数）是营业收入与流动资产之比，是指在一定时期内流动资产可以周转的次数。其计算公式为：

$$流动资产周转率（次数） = \frac{营业收入}{平均流动资产}$$

这个指标表示的周转次数越多，说明周转速度越快，利用效率越高。

分析评价企业流动资产周转速度还可用流动资产周转期，它是指流动资产周转一次所需要的时间。其计算公式为：

$$流动资产周转期（天数） = \frac{平均流动资产}{日营业收入}$$

这个指标表明流动资产周转一次的天数。天数越少说明速度越快，利用效果越好。

［例5］某美容企业1999年营业收入为160万元，平均流动资产为40万元。其流动资产周转次数和天数为：

$$流动资产周转率（次数） = \frac{营业收入}{平均流动资产} = \frac{160}{40} = 4（次）$$

$$流动资产周转期（天数）= \frac{平均流动资产}{日营业收入} = \frac{40}{160 \div 360} = 90（天）$$

（二）存货周转率

存货周转率是衡量企业销售能力及存货管理水平的综合性指标，它是营业成本与平均存货之比。其计算公式为：

$$存货周转率（次数）= \frac{营业成本}{平均存货}$$

分析存货周转速度也可以用存货周转期来表示。存货周转期的计算公式为：

$$存货周转期（天数）= \frac{平均存货}{日营业成本}$$

（三）应收账款周转率

应收账款是企业流动资产中的一个重要项目。应收账款周转率是赊销收入与平均应收账款之比。它是衡量企业应收账款周转速度及管理效率的指标。其计算公式为：

$$应收账款周转率（次数）= \frac{赊销收入净额}{平均应收账款}$$

评价应收账款的周转速度还可以用应收账款回收期指标来分析。其计算公式为：

$$应收账款回收期（天数）= \frac{平均应收账款}{平均日赊销收入}$$
$$= \frac{360}{应收账款周转率}$$

分析美容企业营运能力的指标除上述主要指标外还有总资产周转率、营运资金周转率、固定资产周转率等。

四、盈利能力的分析及评价指标

盈利能力是指企业获取利润的能力，它是衡量美容企业经营效果的重要指标。

（一）总资产报酬率

总资产报酬率是以投资报酬为基础来分析评价企业获利能力，是指企业投资报酬与投资总额之间的比率关系。美容企业的投资报酬是指企业支付的利息和交纳所得税之前的利润之和；投资总额即当期平均资产总额。它是评价美容企业通过投资以取得报酬的能力。其计算公式为：

$$总资产报酬率 = \frac{税前利润 + 利息支出}{平均资产总额} \times 100\%$$

对总资产报酬率的评价一般是越高越好，它表明企业获利能力强，运用全部资产所获得的经济效益好。在运用这个指标时，一般可与自身进行纵向比较，也可与同行业先进水平进行横向比较。

［例6］某美容企业1999年税前利润为8万元，利息支出为3万元，年平均资产总额为80万元。其总资产报酬率为：

$$总资产报酬率 = \frac{税前利润 + 利息支出}{平均资产总额} \times 100\%$$

$$= \frac{8 + 3}{80} \times 100\% = 13.75\%$$

（二）资本收益率

资本收益率是企业利润与实收资本之比，它是衡量投资者投入资本的获利能力与企业管理水平的综合指标。其计算公式为：

$$资本收益率 = \frac{利润率}{实收资本额} \times 100\%$$

［例7］某美容企业1999年实收资本总额为30万元，净利润为8万元，1998年实收资本额为30万元，净利润为7.5万元。资本收益计算如下：

$$1999年资本收益率 = \frac{8}{30} \times 100\% = 26.7\%$$

$$1998年资本收益率 = \frac{7.5}{30} \times 100\% = 25\%$$

该企业资本收益率1999年比1998年提高1.7%，说明资本使用效率是提高的。

（三）销售利润率

销售利润率是企业利润与销售额之比。其计算公式为：

$$销售利润率 = \frac{利润额}{营业收入} \times 100\%$$

［例8］某美容企业1999年利润额为8万元，年营业收入为150万元。其销售利润率为：

$$销售利润率 = \frac{利润额}{营业收入} \times 100\%$$

$$= \frac{8}{150} \times 100\% = 5.3\%$$

销售利润率是反映营业收入的收益水平指标，销售利润率越高，企业获利能力越强，营业收入的收益水平越高。

除上述几个分析评价企业盈利能力的指标外，还有社会贡献率、社会积累率、成本费用利润率、资产利润率和人均创利等几项指标。

五、发展能力的分析及评价指标

（一）利润增长率

利润增长率是企业本期利润与基期利润之比，用以反映企业利润的增长幅度。其计算公式为：

$$利润增长率 = \left(\frac{本期利润}{基期利润} - 1 \right) \times 100\%$$

对于这个指标的评价是：利润增长率越大，反映企业的成长性越高。

（二）资本增值保值率

资本增值保值率是企业年末所有者权益与年初所有者权益之比，用以反映投入资本的完整性和保值性。其计算公式为：

$$资本增值保值率 = \frac{年末所有者权益}{年初所有者权益} \times 100\%$$

对于这个指标的评价是：比值大于 1 表示增值，比值等于 1 表示保值，比值小于 1 表示减值。

除上述几个分析评价企业发展能力的指标外，还有销售增长率、总资产增长率、固定资产增长率等几项指标。

复习思考题

1. 试述财务管理的含义与作用。
2. 试述财务管理的内容。
3. 试述财务分析的内容与作用。
4. 常用财务分析的方法有哪几种？
5. 如何分析评价企业偿债能力？
6. 如何分析评价企业营运能力？
7. 如何分析评价企业盈利能力？
8. 如何分析评价企业发展能力？

第八章

美容企业的投诉管理

之所以将投诉管理区别于日常管理，主要是其本身的重要性。即使你一心为顾客着想，尽自己最大的努力，也很难保证在任何时候都可以面面俱到，让百分之百的顾客满意。尤其在美容技术方面，最容易引起顾客的不满。当顾客提出异议时，如果工作人员回答说："本来就是这样的，我没做什么！"，那么，将会把矛盾扩大，既会失去该顾客，同样也显得美容店没水准。

一旦产生了矛盾，最关键的是干脆利落地解决问题。

一、以预防为主

谁都不希望发生矛盾冲突，"一不小心"、"如果事先说详细点，就好了……"产生矛盾的根源一般都是诸如此类因美容人员在服务时没仔细问明顾客意见，或偶尔失手造成的。

美容工作与商品买卖不同，它没有现成的东西展示给顾客，只能根据顾客的要求，靠自己的双手进行创造。因此，如果与顾客在理解上出现分歧，那结果自然差强人意。特别是当对方是新主顾时，犯这种错误的频率是最高的。

"哎呀！怎样剪得这么短！真是的！怎么搞的嘛！"

大部分初次来理发的顾客发起牢骚来几乎都是这样的，这是由于美发师在操作前没有与顾客认真交换意见而导致的。

"把头发剪短一点儿！"

"多剪点吧！太长了。"

往往顾客只简单地说了几句，而此时的美发师也没有细问，不假思索地答应下来。

"好吧，明白了。"就这样，纠纷便产生了。

因此，为了避免这类事情的发生，有必要仔细询问顾客具体的要求。

"那么，剪到这儿怎么样？"

像这样，尽量在操作时与顾客进行沟通，在理解上达到一致。

接下来最重要的仍是替顾客着想,动手时先试着少剪一些,以便给顾客留改变主意的余地。并且应事先告诉顾客:"我先剪得比您要求的稍长一点,您可以对着镜子看一下,有什么要求可以随时提出来。"

这样做有两个好处,一是给顾客考虑的时间,另一个是可以避免或减少将头发剪得太短。

另外,引发矛盾的另一种情况是顾客对自己剪短后的发型考虑得不充分,不能清楚具体地讲明要求:

"要显得有层次感……"像这样只能凭感觉笼统地描述一番,美发师如果只凭着感觉动剪刀,于是就容易产生麻烦。

当顾客缺乏自信,凭空地描述要求时,你必须在耐心倾听的基础上向他确认所要求的可能是哪一种发型,然后才能动手操作。

当然,这种对顾客负责的态度不仅用于理发一项上,这也适用于其他服务项目。

有些自诩为美容行家的人可能会说:"我做的发型时髦得很,顾客肯定满意,用不着那么问。"

其实,这是理解上的一个错误。你认为好看的,顾客也许不以为然,"萝卜白菜,各有所爱",每个人都有自己相对独立的审美观。当顾客讲得模糊时,一定要不厌其烦地与之探讨,达到一致;而一旦顾客作出了最终决定,一定要毫无保留地执行。

如果做到了上面的两个"一定",顾客们也"一定"会竖起拇指说:"嗯,确实是一个为我们着想的一流美发师!"

二、真诚地道歉

俗话说"人有失手,马有漏蹄",尽管你谨慎小心,也会或多或少地出现一些不尽如人意的地方。

一旦发生了这种情况,首先便是要诚恳地道歉。有的美容美发人员意识到自己错了,却又死要面子,这是错误的做法。

诚恳地致歉是发生意外时所应采取的唯一正确措施。而且要主动道歉,不要等到顾客大发脾气后发现其得罪不起才变得诚惶诚恐起来。再者,也不能因为对方是老熟人或是乳臭未干的小孩就轻描淡写地敷衍几句:

"啊,对不起!"

"啊!稍短了点,不好意思啊。"

这种话根本算不上"道歉语"。那么表示歉意的语句有哪些呢?

"实在对不起,是我没有做好。"

"今后我一定小心从事，请原谅我这一次"。

"给你添了烦恼，真是不好意思。"

除了上述几句，表示歉意的句子还有很多，在此不再一一列举了。从上面几句大家可以看到，道歉语言的主要特点是很郑重。应熟练掌握这些说法，并自己设计出一些道歉语言，与同事做一下实际练习，以备万一之用。

三、处理纠纷的原则

有时与顾客产生摩擦后，尽管你再三赔礼，对方仍旧不依不饶。这时，有些年轻气盛的美容师就沉不住气了，嗓门提高了八度，针锋相对地与顾客唱起"对台戏"。实际上，这种做法会让问题更难解决。要想干脆利落地处理问题，最重要的是要始终保持冷静清醒的头脑。具体要做到以下三点：

1. 仔细听取顾客意见

想解决问题就必须找到问题的根源，这就需要仔细听取顾客意见。在顾客讲话过程中，即使其内容出现明显错误，也决不能中途打断，进行反驳。换句话说，只有当顾客的话告一段落，你才可以进行解释。

"有道理"。

"这一点我们能够理解"。

在听取对方意见的同时，最好适时地加入类似上面两句的插入语，让客人消消气。顾客讲完后，要迅速地分析客人不满的根源，然后才能对症下药，考虑出对策。

2. 绝对不能对顾客感情用事

顾客暴跳如雷时可能会失去控制，使用一些过激的言辞，这时千万不要意气用事。可以想一下，如果你为了维护自尊心，一蹦三尺高，脸红脖子粗地与顾客吵起来，问题就解决了吗？为了美容店的利益，委曲求全是必要的、值得的。

3. 不要一时冲动，乱下保证

"怎么搞的嘛！"

"你要对此负责任！"

听了客人这种尖酸刺耳的话，有些美容人员可能会以牙还牙，给予反击：

"我负责任，行了吧？"

"我赔你还不行？"

这种说法是最让顾客大动肝火的。在现实生活中就发生过这样一件事：在一家美容店里，有一天，一位已经工作多年的美容师不小心把烫发药水洒到了某顾客的衣服上。他马上去拿毛巾，此时那位顾客也很心慌，忙不迭地从椅子上站了起来，不料猛地把旁边身上的大碗碰翻，里面调好的焗油液不偏不倚，正好又洒到了该顾客的这件衣服上。于是客人勃然大怒，又喊又叫，引得门外的行人都驻足观看。美容师也忍不住了：

"哎哎，请别那么大嗓门好不好！不就是一件衣服嘛，我赔你还不行！用得着大呼小叫吗？"

这样，双方气氛变得紧张起来，顾客气得也不烫发了，大吵大闹了一番。

事情发展到这种地步，确实是糟糕透了。从这个教训中可以更深刻地认识到保持冷静头脑的重要性。时刻保持克制态度确实不易做到，但它是服务行业人员必备的一种本领。

归纳起来，要处理好顾客的抱怨与投诉，对策如下：

1. 当顾客抱怨与投诉时，千万不能寻找各种借口进行狡辩。要主动承认错误，诚恳道歉，求得顾客的原谅。这样可以避免事态扩大，促进问题尽快解决。

2. 在当事者主动赔礼的同时，经理也要出面致歉，以示对顾客的重视。一般顾客都是通情达理的人，如果经理亲自赔礼，火气都会消许多。

3. 如果由于不慎使化妆品、各种药水对顾客人身及衣物造成损害时，自己要稳住阵脚，并稳定顾客情绪，尽快采取相关措施，决不要对顾客说些模棱两可的话。要以大局为重，不要与顾客争执。否则，美容店的信誉将大受影响，而要再恢复良好的信誉就不容易了。就好比一件精美的瓷器，一旦打碎了就再难复原。

在日常的工作中，很难预料顾客会在何时何地产生不满情绪。由于这种事情具有突发性、不可预料性，因此其处理方法也就比平时更难。它是考验服务技术的试金石，处理好这种事情不仅需要有扎实的基础知识，还需要极强的应变能力。一切事物都有其两面性，发生这种摩擦也不完全是坏事，如果处理好了，相反还能增进顾客的信任，正所谓"不打不相识"。

为了做到对任何事情都能应付自如，大家有必要针对一些美容店易发生困扰的典型问题，与同事们相互配合做一些训练。这样既可以打牢基础，又能提高应变能力。久而久之，你的技巧就会达到一流。

复习思考题

1. 简述处理纠纷的原则。
2. 如何预防美容投诉？

第九章

美容企业管理与营销的其他技巧

第一节 美容院的市场开创

　　客源是任何行业生存的基本要素，办美容院也不例外。客人对护肤品的需求量正在降低，要将护肤品推荐给客人的难度越来越大。不少顾客到美容院会做护肤疗程，却根本没有购买护肤品的欲望和打算，这无疑是将美容院推上雪上加霜的境地。面对生意不好，客源流失，客量递减，或者顾客只肯花钱做疗程而不购买任何产品的情况，要在市场上突围，转型开创新市场是一条出路。

　　美容院的收益来源不外乎两大途径：一是替客人做护理所赚取的收入；二是销售护肤品的利润。如果客人只要求做护理疗程而不考虑选购任何产品，在经营上无疑是处于不利的局面。尤其是在人力资源及租金较高时，守业更是难上加难。

　　越来越多的水货化妆品及护肤品充斥市场，超级市场、药店及美容专柜等都有各大美容牌子的产品以供选择，专业产品仍未建立足以令顾客完全信赖的形象，自然较难做推广，若再加上专业品牌繁多，销售策略杂乱无章，同样会成为专业化妆品市场的一大隐患。

　　美体在近几年十分流行，现代女性追求整体美的需求越来越大。美容院若仅守于脸部护理，根本不能满足大众需求。各方面的资料显示，从事身体保养的美容院都有不错的业绩，收入亦超过了以往的赢利，而守旧、不敢创新的美容院的业绩则受到相当大的冲击。

　　事实上，由于受到空间及资金的限制，美容院要扩张兼做美体服务的确有一定难度，但也决不能就此不提供以上服务，建议可以利用现有的设备去做一些简单的身体保养，例如指导客人如何正确保养身体，都能够增加收入，并非一定要与大型的美容美体中心作比较。

今后的美容专业市场中美体将会日渐趋于主导地位，至于面部护理则有机会成为必须的附带服务，这种主客易位的趋势已逐渐形成。

以下提供四个美容院的制胜之道，可作参考之用。

1. 主动推广服务

在目前市道比较疲软的环境下，要吸纳更多客户并非易事。最重要的是如何留住现有客人，主动跟客户多接触，积极推广。有许多值得推荐的好方法，如免费提供化妆品及美容贴士，类似大型化妆专柜常采用的美容指导方式，让顾客主动上门学习化妆及皮肤保养技巧，并由美容师指导及接受咨询，先主动提供服务，这种待客形式自然可以接触到更多的消费层面。

2. 改变经营模式

所谓改变经营模式，其实就是将过去常用的包月包疗程形式执行得更为彻底，将所有费用全部一次性计算，例如 1 个月疗程共需要多少费用，当中包括护理疗程或护肤品费用，不再另行收费。

如此一来，美容师毋须在每次替客人做完疗程后再拿出护肤品进行第二次的游说购买，亦可避开客人只做护肤而不要产品的难处，运用这种"全包形式"更可避免因经济不景气所衍生的各种销售问题。

3. 扩大服务范围

以往美容院单靠做面部护理都可以生存，因为当时美体尚未流行，未打开市场需求，但现在扮靓的观念改变了，身体保养同样受到重视，美体逐渐成为市场主流，美容院不论规模大小，都会同时兼营美体服务。若认为身体保养煞费人力又需要太多空间而放弃，那就是错误的观念。如何运用现有的资源及人力去扩展美体项目是往后如何生存发展的关键。

4. 强调专业形象

美容院越来越多，造成僧多粥少的竞争局面，是目前美容院经营者颇感吃力的原因之一。有市场分析员指出，如果美容院的数目可以按市场需求作出调整，其经营困境即可改善并获得合理的生存空间，但谁将成为被淘汰的对象呢？这就很难靠直觉去分析，只能单靠自然淘汰。根据市场学原理，一旦市场供需不平衡时就会出现竞争的乱象，到时可谓适者生存。拥有专业形象者无疑可以在市场上占尽优势，这种竞争就类似马拉松长跑比赛，过了一半之后，队伍自然可以区分出三大组人：领先群、中段群和落后群。谁能具有竞胜的机会，就可避免被淘汰的厄运。

总结以上各点，市场竞争是必然的，但也有其必须性。毕竟有竞争才会有进步，但决不能出现破坏原则的恶性竞争。专业市场在僧多粥少、供需失衡及经济不景气的内外因素下，已出现不按规则的恶性竞争。专业服务始终有其重要性，只是谁能一直赢取消费者的青睐才是最基本的问题所在。

第二节 产品的销售和示范

一、销售的理由

销售不仅是为了增加利润，对顾客也有益处。他可以从美容师那里得到美容知识及技巧的应用方法，是配合美容院护理的一种延伸及加强，这样不仅可增加效果，也使顾客对自己负责。

假如美容师忽略了产品的销售，顾客也会觉得失望。因为顾客会认为自己不被美容师所关心，会转向别处获得其他产品及服务。所以美容院有责任把所需的东西销售给需要者，而不是为顾客决定他们应花费的或能负担的数额，否则就是在剥夺顾客购买的乐趣。

每次护理完成后，美容师应与顾客讨论所需的家居护理方法及产品的选择、使用，这样美容师才算尽职尽责，顾客也会感到满意。在护理后或在一般的脸部护理咨询中美容师都要认真地、有技巧及有系统地介绍、销售产品，这样顾客会得到一个印象：他有理想的咨询对象，而且可得到正确的建议，可获得好效果。

二、销售本身

销售是向顾客显明一个不自觉的需要，假如能对顾客及其需要有一真正的兴趣，销售能力将会提高，自然地与顾客交谈会显明顾客所忽视与未知的内容。在皮肤护理方面，美容师对顾客的照顾就是建议满意的护理种类及家庭护理方法，同时也要向其介绍新产品及新护理方法，使其注意到时尚潮流，这样顾客才极有可能采用你所提供的新观念和新体验。

美容师要准备一张皮肤护理进程表，列出所有需要的产品，然后交给顾客作个人的参考，顾客可根据需要决定他的经费预算及计划购买的程序。

高压的销售方法是不道德的，会给顾客留下坏印象，从而失去一些固定客源。

操作者不吝惜地向顾客给予关心是成功销售的一部分。美容的技术能力及道德行为会有助于履行销售的责任，因为顾客会对一种有信心、能干的态度产生印象，并感觉到自己可以从这些知识及经验中得到益处。顾客会乐于接受有关家庭护理、美容院护理的需要及化妆品需求的建议，而且他会愿意跟随，最终是彼此互惠的。

三、示范的技巧

销售方法中一个最普通的做法是借着示范，结合娱乐及教育，使顾客对所用的产品价值及效果有一个了解。示范不应该强行与销售联系，可以只向观众介绍一种技巧或步骤，而非向他们销售一大堆化妆品。然而，在示范中常是联合销售的，甚至产品不直接售卖，观众也会要求知道在哪里可以买到所用的物品或获得相关的护理，所以只示范而不销售就显得浪费机会了。

计划一次示范时首先需要知道其目的，是咨询导向还是销售导向，它会吸引哪一类的观众，所盼望的观众人数及一般年龄也是重要的考虑因素。

示范的题目也要预先考虑是否集中于某一方面的美感或是广泛的诉求，应当照顾到观众更多的问题。当决定了题目、场所及观众后，就要考虑示范的真正计划。首要的是知道你的主题，尤其你的观众是博识之士时。然后检查可供参考的一切事实，为易于审视及提示，可以写在卡片上。而且要熟识主题，以应付可能的问题，假如是推广一系列新产品，就要完全熟识系列内的每一产品，它们的价格及它们与其他竞争产品相比较的优点。这样就可以给自己的产品一个公道的评价，使它显得超越竞争的产品，让顾客作一明智的选择。

假如要从观众中选取模特做化妆示范，就要确定他们是会从所用产品中得到益处的类型，一些莫可名状的面孔当然比一副事先化妆好的面孔更能表现出示范前后的差别，如果重点是在化妆，一副可爱的年轻面孔会比一副中年面孔更显出产品的益处。但是，如果能判断出哪一年龄群的化妆是观众所爱看的，这才是最成功的。若从观众中选取一人，然后能创造出一个明显的变化，观众会非常赞赏。

在某些示范中也可选用预先准备的模特，这样在实行操作时就不会有未知的因素出现，因为在示范及演讲时，除了照顾模特的难处如过敏皮肤、会抽动的眼睛等，还有许多事情需要照顾。当经验丰富后，熟练的示范者能越过任何困难，同时不让观众了解到该难处。

事实上，一面操作一面向观众说话是很难的，但可以在班上其他成员面前受训时加以操练。她们会很快告诉你，她们何时听不见、看不见，所有的评语（建设性或非建设性的）会成为真实示范的良好预备，因为真实示范的艺术有绝大部分是在配合观众的行为。假如一位示范者能吸引观众的注意力，避免不必要的问题，同时又能实施优异的操作，那他的确是一名优秀的示范者。

在训练时可以借分组来使任务分割。一对学生在工作及谈话，另一人作模特，然后做真正的示范，这样就可以进行训练了。假如组内有位是经验丰富的讲解员，与她一同搭配是很有必要的，可以帮助建立信心。多进行一些训练，经验会自然地培养出来。

一旦越过了在演讲初期的紧张及尴尬，绝大部分年轻美容师的信心都会因观众的反应而增加，因为观众对美容师所要说的感到是一种享受及有趣，我们也可以确定，在训练时获得的更多知识及专门技术是远超过我们所能想像得到的。

四、示范的要点

不管示范是一对一的还是向一大群静态观众或是向一般流动的观众（如在店铺里），以下几点是十分重要的。

1. 沟通

最重要的是能跟观众沟通，以吸引他们的注意力，使他们对你所说的感兴趣。在美容方面那并不会太困难，因为爱美对各种年龄的人来说都是一种天性，不管是为自己或是向异性显出吸引力，每人都有兴趣尽量表现出其天赋。因此，美容师会有一群必然的观众，应该好好把握之。

2. 时间安排

在时间允许的范围内尽量把主题说得完全，回答问题的时机要视观众而定，一位好的示范者要能判断最适合的时机，一个观众赞赏的演讲不见得是最有效率的演讲。一个有计划的演讲或示范就如同一个会议一样，时间的控制是重要的，所以很值得预演一次，以保证示范能在规定时间内完成。这样的演讲也可以进行录音，以判断其效果如何，实际要多长时间才能讲完。

如果在示范过程中观众的转换是快速的，如店内的化妆品的推广示范，那么可以安排一位美容师进行操作，另一同伴则解说及回答问题。这样的时间安排会达到很好的效果。

3. 组织及预备

一次示范的良好组织可以成就或毁损整个计划，所以在开始前应仔细检查，看每件事是否都准备好。按常规过程考虑一下，检查所需物品是否齐全。在炎热地区巡回销售会有特殊的困难，因为有些产品在高温时会液化，这样就需要用特殊的包装或冷冻保存。

产品商通常会提供一些示范用的展示箱，所有的物品全套在箱内，不致溢出或破损。使用后要小心检查瓶盖是否盖紧，因为在活动时（尤其在车上）容易使瓶盖松脱。如果必须携带玻璃瓶以展示产品，可以用泡沫海绵分隔，以防止其粉碎。把每一个瓶子置于聚乙烯袋子里也能确保当一瓶破裂时箱内的其他物品不致弄脏。许多化妆品近来已改为塑胶包装，这已经降低了示范的困难。

工具组合或化妆箱能往后折成稳定的架，这类东西最适用于示范，因为可以节省预备时间，也可以建立起真正的初步程序，让美容师可以快速和有效地工作。

当示范开始时最好所有预备工作已经完成，应预备观众人手一册的说明书，样品应随手可得，实际操作所需的一切物品预备完毕。这种预备可以避免太多的动作使工作变慢以及造成干扰。当使用颈项式扩音器时，工作人员要避免不必要的动作，因为这些动作的声音也会进入音响系统中。

实际示范的模特可以预先就位或在演讲开始时迅速就位，但要尽量减小干扰。

4. 与观众的接触

当解释操作中的某些要点时要暂停操作，使观众能看清楚。须注意，许多旁观者并不熟识所用的某些物品，所以最好简单介绍这些物品的用途。这会省掉不必要的麻烦，也可以回答一些旁观者不敢问的问题。

零散的顾客咨询也应得到合理的处理，因为其中或许隐藏着有关皮肤护理或治疗的更大需要，这可增加生意的机会。在一般的护理及咨询中应给予诚实及合理的建议，作为美容师不应低估顾客对产品的兴趣和信心以及从使用中得到的享受。

第三节　促使成交的重要方法

美容师除了应该成功塑造"形神兼美"的形象，还要了解顾客的心理，特别是了解顾客在决定购买时的心理，了解顾客的需要，满足顾客的需求。

请看下图：

顾客购买时的心理·······························促成购买的过程

　　　　　↓　　　　　　　　　　　　　　　　　　↓

我需要这种服务吗？·····························创造需要，引发购买欲

　　是↓　　　　　　　　　　　　　　　　　　　　↓

我需要这种产品吗？·····························介绍产品特点，针对性强

　　是↓　　　　　　　　　　　　　　　　　　　　↓

它符合我的需要吗？·····························介绍产品的优势

　　是↓　　　　　　　　　　　　　　　　　　　　↓

有更好的选择吗？·······························比较产品的服务优势

　　是↓　　　　　　　　　　　　　　　　　　　　↓

　　价格　　　　　　　　　　　　　　　物超所值，帮助购买

完成这个过程，要从不同角度察言观色，说服顾客，美容师应注意以下几方面来实现成交。

一、如何开口？

1. 充满自信，落落大方，在潜意识中暗示自己顾客很好沟通，一定能说服顾客，打消"怕拒绝"的念头。

2. 善解人意，站在顾客需要的角度，帮助顾客果断选择产品。

3. 熟悉产品，详细周到地讲解，娴熟地进行美容操作，使顾客对自己的选择深信不疑。

4. 许下承诺，宣传公司的服务项目。

5. 言行一致，谈话的观念始终如一，态度明朗，使顾客深信不疑。

二、销售产品技巧

1. 引导消费法
引导顾客参观美容院，使她看到排队护理的场面以及其他顾客购买产品的情景，暗示："大家都买了，你也应该买。"

2. 二分法
对忧虑不解的顾客可以问她："你买一套还是买几种？你包全年还是包季度。"

3. 假设成立法
大胆想像，想像你的顾客一定有钱，一定爱美，一定买不少产品。你大胆的想像就会成为你的信心，也能引发顾客的购买欲。

4. 化整为零法
先告诉顾客大概念，再把大概念分解为小概念（包全年→包半年→包季度→包日，或全年花费 800 元→半年花费 400 元→每月 60 元→每天 2 元），顾客接受每天的费用要容易得多。

5. 实例证明法
以顾客的皮肤变化证明产品质量高，令顾客大胆使用产品。

6. 利用促销计划法
在顾客最终难下决心的时刻，提醒顾客巧遇公司的促销计划，促成购买。

7. 比较法
演示产品，左手试用产品以后与右手比较，价位比较，告诉顾客同类产品中有什么优势。

8. 认同法
当顾客怀疑产品质量或有抱怨时，表示理解她的心情（并非认同她的观点），以达到心理上的互通，再告诉顾客如果能够接受你的建议，皮肤一定有改善或会有新感受。

9. 激将法

抓住顾客的逆反心理，妙用激将法。如"家里的事都是您丈夫做主吧？那么……"。顾客常会说："谁说的，我家的事全是我做主。"从而促成购买，既维护了顾客的自尊又实现了销售。

10. 将计就计法

与激将法不同，抓住顾客维护自尊的心理说："您家的事都是您做主吧！（一定是您做主）"顾客常会愉快购物。

第四节 卫 生 制 度

消毒是使美容院和美容工具保持清洁，免受细菌污染的方法，目的在于促进公共卫生、预防疾病以及保障顾客和美容师的健康。

杀菌是去除物体上所有的细菌以防止其危害的过程。严格来说，100% 的杀菌是不可能的，但是采用正确的杀菌措施可以使细菌数量减少到不至于危害人体的程度。

环境脏乱的地方往往是细菌的温床，细菌传播最有可能通过脏手、脏指甲、不洁净的毛巾和工具、不洁净的空气、灰尘以及苍蝇等昆虫来完成，因此应注意下列事项：

1. 每天更换一套干净的工作制服；
2. 用过的毛巾应放在专门的消毒容器里，容器需加盖；
3. 工具在使用前应消毒；
4. 使用过的工具与干净的工具区分摆放；
5. 化学品使用时避开眼睛周围；
6. 化学品使用或混合必须按产品的说明进行；
7. 美容床、家具、工具等须保持清洁；
8. 所有容器须全部贴上标签；
9. 所有容器须加盖摆放。

一、消毒及杀菌方法

（一）物理方法

1. 高温干燥杀菌法 将物品放置在 300℃ ~320℃ 的高温下进行杀菌，医院常采用此法。

2. 沸水消毒法　将物品浸没在沸水中煮 20 分钟以上，该法简单易行，使用广泛。

3. 紫外线辐射消毒法　把洗净的物品放置在紫外线消毒柜内进行消毒。

（二）化学方法

化学方法主要使用抗菌剂和杀菌剂，这些都是液体状的化学药品，是美容院的必备品。化学药品的浓度不同作用也不同，浓度高时是杀菌剂，浓度低时是抗菌剂。如酒精，在浓度为 70% 时是杀菌剂，浓度为 30% 时是抗菌剂。利用化学药品进行消毒的使用方法如下：

1. 先使用肥皂清洗，目的是使工具或用品表面清洁。

2. 再用清水冲洗掉工具或用品上的大部分脏物。

3. 最后将工具或物品浸入化学药品中 20 分钟，目的是将剩余的细菌杀死。

常用的抗菌剂列表如下（表 9 - 1）：

表 9 - 1　　　　　　　　　　常用的抗菌剂

名　称	形　态	浓　度	作　用
酒　精	液　态	60% 溶液	清洗手、皮肤及小的擦伤
碘　酒	液　态	1% ~ 2% 溶液	消毒清洁刺伤、割伤及其他伤口
红药水	粉末状	2% 溶液	清洗刺伤、割伤及其他伤口
硼　酸	粉末状	5% 溶液	洗　眼
甲醛（福尔马林）	液　态	20% 溶液	清洗工作台、工具等
金缕梅酊剂	液　态	含 14% 酒精	清洗手、毛发，常用于修眉和美甲时

常用的杀菌剂列表如下（表 9 - 2）：

表 9 - 2　　　　　　　　　　常用的杀菌剂

名　称	形　态	浓　度	作　用
酒　精	液　态	75% 溶液	消毒工具、手、皮肤
甲醛（福尔马林）	液　态	40% 溶液	消毒工具、毛巾等用品
季胺化合物	液态或丸状	0.1% 溶液	消毒工具、毛巾等用品
次氯酸钠	粉末状	0.5% 溶液	洗手（先用肥皂洗）
甲氧甲酚	液　态	100% 溶液	清洗工作台、地板、水池
苯酚（碳酸）	液　态	88% 溶液	清洗工作台、地板、水池

二、消毒容器

目前市场上销售的消毒容器包括：

1. 消毒液容器

市场上有各种类型的消毒液容器出售，可以满足不同的需求。购买时要注意容器的容积，应可以浸泡所需消毒的工具，而且应经常更换，容器应加盖。此外，有些消毒液不宜用金属的容器存放。

2. 干燥消毒箱

一般由木材、金属、玻璃或塑料制成。用于保存消过毒的工具，以备使用。

3. 紫外线消毒柜

目前较受欢迎。箱内安装发射紫外线的灯管，起消毒作用。操作时应按照产品使用说明进行。

三、美容院工具设备的消毒要求

（一）美容院的环境要求

1. 地板、墙面、天花板需洁净无灰尘。
2. 工作间内温度适合，采光充足，通风通气。
3. 有充足的冷水、热水供应。
4. 所有电器、电线、插座应安装放置妥当。
5. 卫生间内有冲洗装置及洗手池，并有肥皂、纸巾的供应。
6. 室内不得饲养宠物。

（二）工具设备的消毒要求

1. 毛巾须清洁，做到专人专用，用后须放置在专门的加盖消毒容器内。
2. 任何工具或用品落地后不经消毒不得使用。
3. 废弃物品应放置在专用加盖容器中，不可随地乱弃。
4. 使用乳剂或其他黏稠物时不得用手直接从容器中取用，应该用专门的刮刀取适量置于专门容器中使用，用多少取多少。
5. 进行脸部护理所用的洗脸盆应用一次性胶袋隔离使用。
6. 工具使用后须立即拿走，然后放入消毒容器中消毒。
7. 所有工具每天使用前必须消毒。

第五节　美容院客源增加法则

1. 借力法

可参考自己主要的消费者均在何种场合出入，然后与这些单位合作举办活动，例如可与百货商场或女装专卖店、皮鞋店甚至高级酒店合作，凡消费满多少即送免费或低价体验价值多少的护肤几次。

2. 连锁法

可让老客人在促销期间免费护肤，带限定的几人亦可同时消费，以此增加新客人。

3. 口碑制造法

可选择一特定人群为其免费治疗，条件为积极宣传美容院之效果。

4. 布点法

可以美容院为中心点，在一定范围以内的发廊、商场或商业街设置简单的营业所，然后收集客源到总店享受服务。

5. 名牌法

可选择消费大众熟悉常用之名牌商品如皮包、饰品等赠送，以达到提升自身档次，同时吸收高档客源的目的。

6. 教育法

可利用简单便宜的美容教育，如上班族学习 3 天美容课程只收 50 元，或到有消费潜力的单位进行美容保养基础知识教学，以达到接触爱美女士、制造客人的功效。

7. 借将法

可选择人缘特广或知名度高、形象好之当地人士，与其部分合作，凡其所带之客源与其分红，如此可广开客源。

以上列举的方法或许有益，但最根本的是美容院本身的服务、技术、环境等更须理顺，否则留不住客人亦属枉然。

第六节　美容院物流管理

一、物流管理的意义

　　企业化连锁美容院除了要拥有全面、一流的服务，专业的技术项目，也需要有一套健全的物流管理制度，控制不必要的成本资金损耗，掌握产品储备，控制库存压货，避免缺货，保证营业顺利进行。同时，清楚货品的成本与定位可不断地促进经营方法的改进，对美容院经营的成功起着重要的作用。

二、物流管理细则

　　1. 产品管理需要财务核算成本。

　　2. 产品进货须由库管、财务清点入货，并做好记录。

　　3. 产品出货须由领货人填领货单，由店长（特殊产品、情况须由总经理批示）签名，领货人签名，注明用途，库管签名出货并留存单盘点。

　　4. 每周须由店长、财务、库管盘点货一次。

　　5. 各类产品须由店长或顾问制定使用量，并通知出货人。

三、产品出货方法

　　1. 针对服务项目需要，由出货人写领货单，让各部门签名，由专人出货给美容师。

　　2. 由美容师助理负责配料出货。

　　3. 出货人员须严格按使用量出货（或个别客人须加、减货量）。

　　4. 货品领出后须按指定地方统一摆放，并保持取货时的卫生。

　　5. 操作美容师领产品时须持客户资料，资料上注明当次操作的项目，由店长或顾问签名才能由出货人出货。

　　6. 美容师助理领产品须持干净的小碟子分类装好，用小托盘拿回操作室，使用完毕清洗干净，放入消毒柜消毒。

　　7. 使用完的产品领货时须持空包装与领货单一起交予库管再次出货。

　　以下为进仓及出仓单流程图。

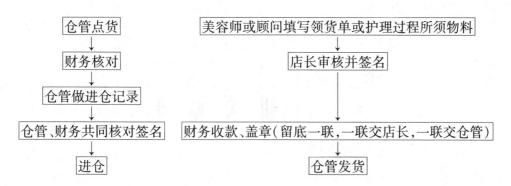

附 录 | 相 关 标 准

陕西 DB　　陕西省地方标准

DB61/T2741999

美容美发行业分等定级规定

19990812 发布　　　　　　　　　　　　19990901 实施

陕西省质量技术监督局　发布

DB61/T2741999

前 言

　　为提高我省美发行业总体水平，明确服务目标，引导企业实施规范服务，保护消费者和经营者合法权益，满足消费者和社会的需要，制定本标准。

　　本标准由陕西省质量技术监督局提出并归口。

　　本标准主要起草单位：陕西省海棠中医美容研究所、陕西省标准化协会、西安市碑林区技术监督局。

　　本标准起草人：王海棠、沈纶、王杰、张文菁。

本标准于 1999 年 8 月 12 日首次发布。

本标准由陕西省质量技术监督局负责解释。

陕西省地方标准
美容美发行业分等定级规定

DB61/T2741999

1. 范围

本标准规定了美容美发行业特级、甲级、乙级店的分等定级原则和等级标准。

2. 引用标准

下列标准所包含的条文通过在本标准中引用而成为本标准的条文。本标准出版时所示版本均为有效。所有标准都会被修订，使用本标准的各方面应探讨使用下列最新版本的可能性。

GB 79161987　　　　　化妆品卫生标准

GB 96661996　　　　　理发店、美容店卫生标准

GB 134951992　　　　 消防安全标志

SB/T 102701996　　　 美容美发业的专业条件和技术要求

3. 定义

本标准采用下列定义。

3.1　美（理）发

根据顾客的面型、脸型、发质和要求，为顾客设计、剪修、制作发型、染发，提供肩部以上按摩及其相关服务。

3.2　美容

根据顾客的面型、皮肤特点和要求，运用多种美容技术、机械和化妆品，为其提供真皮层以上的护肤美容、化妆美容及其相关服务。

4. 分等定级原则

4.1　凡正式开业的美容美发店均按照本规定分等定级。

4.2　美容美发店评定特级、甲级、乙级三个等级。

4.3　评定机构接受企业要求评定等级的申请后，按企业的服务场地、服务设施、技术人员、服务质量、质量管理、卫生状况进行全面综合考核评定。

4.4　美容美发店分等定级可作为物价部门核定收费标准的依据。

4.5　美容、美发店可分别进行评等定级。美容美发兼营的企业应注明以美容或

美发为主营业务，并按主营进行评定等级。

4.6　一个美容美发店执行一个等级标准，评定一个等级。如果企业由若干分店组成，将分别按每个分店或附属的实际情况评定等级。

4.7　美容美发店等级评定有效期为两年，到期后企业应重新申请核查，经核查后方可继续使用原等级标识。

5. 技术要求

5.1　特级店

5.1.1　服务场地

5.1.1.1　美容总营业面积不小于 $80m^2$；顾客接待室不小于 $8m^2$；美发总营业面积不小于 $50m^2$，有独立的顾客接待处。

5.1.1.2　设有专用的操作室、卫生间、消毒室和设施完善的休息、等候室。

5.1.1.3　室内整洁、明亮，光线充足，通风良好，温度适宜。

5.1.1.4　门面装饰美观，具有艺术特色，有明显标识，字号牌匾的文字书写规范、工整、醒目，店面橱窗布置整齐、洁净。

5.1.2　服务设施

5.1.2.1　美容店配备的美容床不少于15张，应配备美容车、离子喷雾机，高压消毒锅、消毒柜不少于2个，导入机不少于6台，多功能机不少于2台。其他设备按本院专项要求而定。

5.1.2.2　美发店应配备高压消毒锅、消毒柜，美发椅不少于10把，并有与之相配套的先进的美发器具（如红外线加热器、加热加湿或焗油机等）。

5.1.2.3　美容美发合为一体的店工作区应分开，所用工具、毛巾应分别消毒、存放。

5.1.2.4　供顾客使用的化妆品、美发用品应符合国家或行业标准和有关法规、规章的规定。

5.1.2.5　消防安全设施的配备应符合消防安全有关规定，其消防标志应符合GB134951992的要求。

5.1.3　技术人员

5.1.3.1　特级美容美发店应配有2名以上具有主治医师职称以上的专职医师，中级职称以上的美容师和美发师各不少于10人。

5.1.3.2　美容美发师基本知识培训面达100%，新技术培训面达80%，特殊技术培训面达60%。

5.1.3.3　所有工作人员必须经专门培训，并取得由专业技术部门组织考核的技术等级证书。

5.1.3.4　岗位合格标准按 SB/T 102701996 中 4.4.2 执行。

5.1.4　服务质量

5.1.4.1　基本要求

a. 应制定适应本企业运行的完善的质量保证体系，有齐全的书面文件（甲、乙级店应制定适应本企业运行的有效的管理制度和操作规程），各项工作有专人负责，有记录，有检查。

b. 环境卫生、器具消毒均由专人负责，专人监督检查。

C. 使用自行配置的美容美发制剂应由受过培训的专人进行操作。制剂应符合化妆品卫生国家标准，制剂必须有处方、有记录，并严格执行制剂配置操作规范。

5.1.4.2　接待咨询服务

a. 应设立接待咨询处。

b. 向顾客提供服务项目、收费标准的资料信息。

c. 向顾客介绍美容美发服务程序及美容美发师有关情况，供顾客选择。

d. 由专职医师和美容师进行诊断后出美容方案；美发师提出美发方案。方案经顾客认可并签字。

5.1.4.3　美容美发服务

a. 应建立顾客档案，准确记录美容美发操作人员姓名、服务时间、地点、使用美容美发的用品、服务效果等。

b. 美容美发师根据顾客认可方案，严格按美容美发操作规程执行。

5.1.4.4　顾客申诉服务

a. 应设专人负责受理顾客申诉，做到态度热情，处理及时。

b. 专职医师或美容师、美发师审查申诉原因，提出处理意见。

c. 依据处理意见，提出补偿服务方案，经顾客认可后为顾客提供补偿服务。

d. 无能力进行补偿服务时，经顾客同意，由顾客认可的医院进行治疗，并赔偿其损失。

e. 有关行政执法部门、消费者协会等部门对顾客投诉的反馈意见，企业应及时接待处理，不得推诿。

5.1.5　卫生要求

按 GB96661996 执行

5.2　甲级店

5.2.1　服务场地

5.2.1.1　美容营业总面积不小于 50m²，有顾客接待处，有单独的休息室；美发总营业面积不小于 30m²，有顾客接待处。

5.2.1.2 设专用的操作室，具备消毒条件和设施齐全的卫生间。

5.2.1.3 室内整洁、明亮、通风。

5.2.1.4 门面装饰标识明显，文字牌匾书写规范，店堂整齐洁净。

5.2.1.5 消防安全设施的配备应符合消防安全有关规定。

5.2.2 服务设施

5.2.2.1 美容店应配备的美容床不少于10张，应配备美容车、离子喷雾机，导入机4台以上，多功能机1台以上，有专用消毒设备及其他设备。

5.2.2.2 美发店应配备专用消毒设备，美发椅不少于7把，并有与之相配套的较先进的美发器具。

5.2.2.3 供顾客使用的美容美发用品应符合国家或行业标准和有关法规、规章的规定。

5.2.2.4 消防安全设施的配备应符合消防安全有关规定，其消防标志应符合GB134951992要求。

5.2.3 技术人员

5.2.3.1 中级以上美容师和美发师各不少于7人，有医学美容业务的应配有专、兼职医师各1名。

5.2.3.2 美容美发师基本知识培训面达100%，新技术培训面达60%，特殊技术培训面达40%。

5.2.3.3 所有工作人员须经专业培训。

5.2.3.4 岗位合格标准按 GB/T 102701996 中4.4.2执行。

5.2.4 服务质量

按5.1.4执行。

5.2.5 卫生要求

按 GB96661996 执行。

5.3 乙级店

5.3.1 服务场地

5.3.1.1 美容总营业面积不小于30m²，美发总营业面积不小于30m²，有分开的美容美发操作区，卫生消毒设施齐全。

5.3.1.2 室内整洁、明亮、通风。

5.3.1.3 门面装饰标识明显，文字牌匾书写规范，店堂整齐洁净。

5.3.2 服务设施

5.3.2.1 美容店应配备的美容床不少于3张，美发店应配备美发椅不少于4把，有专用消毒设备。

5.3.2.2 供顾客使用的美容美发用品应符合国家或行业标准和有关法规、规章的规定。

5.3.2.3 消防安全设施的配备应符合消防安全有关规定，其消防标志应符合GB134951992要求。

5.3.3 技术人员

5.3.3.1 中级以上美容师和美发师各不少于1人。

5.3.3.2 美容美发师基本知识培训面达100%，新技术培训面达30%。

5.3.3.3 所有工作人员经专业培训。

5.3.3.4 岗位合格标准按 GB/T 102701996 中 4.4.2 执行。

5.3.4 服务质量

按 5.1.4 执行。

5.3.5 卫生要求

按 GB96661996 执行。